瘦
吃亦
有道

蔡必贵

郭亦城

王天华

著

U0224341

北京联合出版公司
Beijing United Publishing Co.,Ltd.

目录

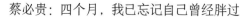

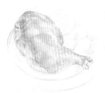

王天华：瘦不是我要的全部，全面强健才是

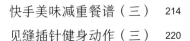
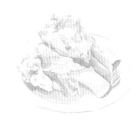

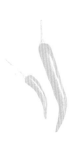

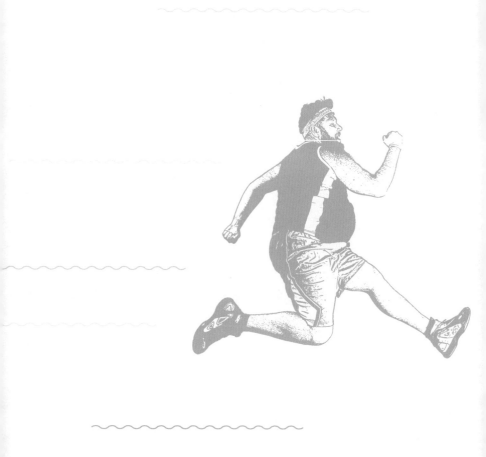

蔡必贵：四个月，我已忘记自己曾经胖过

节食、轻断食、断碳水……

减重一定要跟吃过不去吗？

牛油果、酸奶、燕麦片、盐焗综合果仁、全麦面包、通心粉、虾肉、水煮蛋蘸盐、咸鸭蛋……

科学饮食＋跑步，不曾少吃一顿饭，

用时4个月，从78公斤到60公斤，无反弹。

减重虽重要，但美食亦不该被辜负。

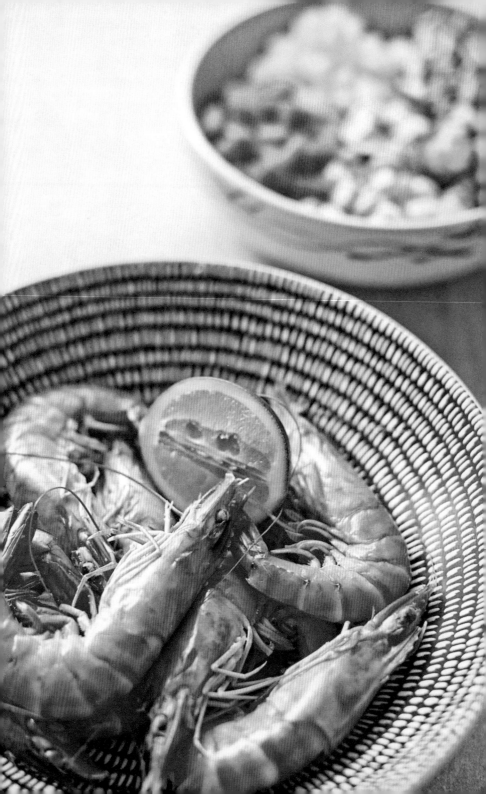

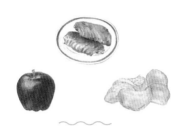

减肥的唯一捷径

减肥有捷径吗?

没错,减肥是有捷径的。

而且,据我观察,身边所有减肥成功并且长期没有反弹的人,无一例外,都是走了一条"捷径"。

好了,我写小说故弄玄虚的职业病又犯了,接下来就不卖关子了,直接告诉大家真相。

成功减肥的唯一捷径,就是"好好吃 + 运动"。

你肯定想要吐槽:"这算什么捷径嘛?!"

这个说法确实不太好理解,有点刷新三观。

按照我们通常的理解,要想瘦,就要先管住嘴——少吃,也就是节食。另外,既然要减肥,就不能边吃边运动,得是少吃或者不吃同时还要运动才行。

可是,我要强调一下,我所谓的"好好吃",不是让大家吃好喝好,敞开胃口享受美食，而是要把吃的重点从数量转到质量。我们得弄清楚，哪些食物是能帮助我们减重的，哪些食物是对身体有益、每天必须要获取足够数量的，即要选择聪明的方法进行节食。

然而，"吃 + 运动"被大多数人认为是最笨、最累的减肥方式，一点都不取巧。一般认为的减肥捷径，则是那些在广告上"大吼大叫"的减肥药物、器械，朋友圈里流传的、复杂得像巫婆炼药的"减肥食谱"，各种名目的减肥 APP，还有"吃肉减肥法""断食减肥法""中医中药减肥法"……千奇百怪，不一而足。

这些五花八门的减肥方式，都宣称不需要依靠运动、节食，轻轻松松就能在短时间之内减掉可观的重量。看，这才算是"捷径"嘛！

可是，残酷的现实告诉我们，以上这些所谓"捷径"，效果微乎其微。到头来，这些看上去的捷径，都是坑人的弯路，纯粹是浪费时间，给商人们交点人头税。想走捷径的人，要么是在短期减掉部分体重，又快速反弹之后，安心做一个胖子；要么是试完一个"捷径"没效果再试下一个，结果不但没瘦下来，还把身体搞垮了，甚至变得开始怀疑人生。

最有效的捷径

回过头来，再看看"吃 + 运动"这种最笨的减肥方式。无数的例子告诉我们，这才是最有效、成功率最高的减肥方式。只要认真执行，持之以恒，就一定能减肥成功。是的，除非是患有脑垂体疾病等极个别人的例子，正常人只要按照这一方式，一定——注意是一定——能减肥成功！

所以，从这一方面看，吃 + 运动，不走弯路，直奔目标，确实是减肥的唯一捷径。

其实这种"捷径"有点类似于高考，有的高中生认为通过高考上大学是一种太笨的方法，于是为了逃避高考，就去找一些所谓的捷径，比

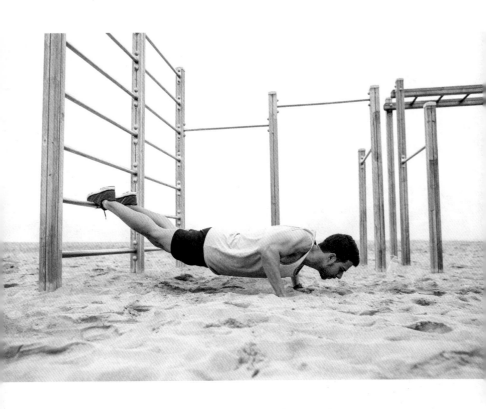

如成为职业游戏玩家、视频主播、淘宝店主等。实际上，每一个领域都是竞争激烈的修罗场，世界上并不存在躺着就能赢的行业；对于绝大部分人来说，想在这些领域获得成功，比高考要难一百倍、一千倍。所以，反过来看，努力学习然后参加高考，进一所不错的学校，才是在社会上获得成功的捷径。

言归正传，既然"吃 + 运动"是减肥的唯一捷径，那我们要如何执行呢？

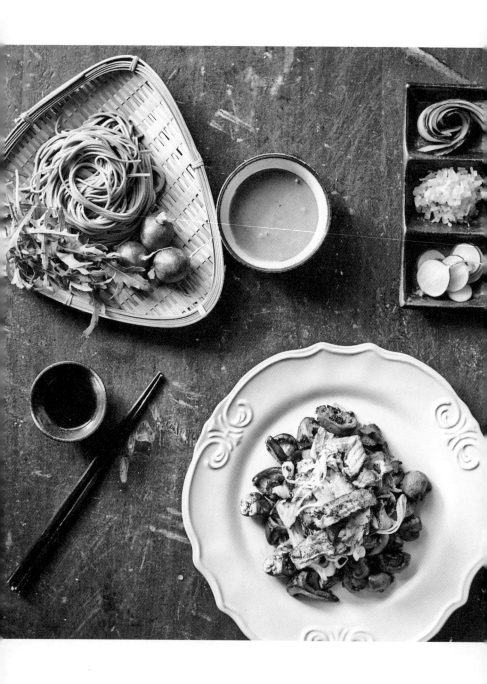

节食＋运动，缺一不可

前面已经提到，"吃"就是要选择正确的方法来节食，那么对于从事正常职业的普通人来说，想减肥，就必须是节食加运动。光节食或者光运动，通常都是徒劳无功。这是由人类的生理特点决定的。

首先，我们来谈谈"节食不运动"的情况。

很多人都知道"基础代谢率"这一个概念，什么意思呢？简单来说，它表示的是一个人一天什么都不做，身体为了维持自身运转，所消耗掉的热量。对于正常成年人来说，女性的基础代谢率大概为每天 1200 千卡以上，男性一般为每天 1600 ～ 2000 千卡。

好了，来做一个简单的算术题，假如我的基础代谢率是 2000 千卡，那么我就通过节食，每天只摄入 1000 千卡或者更少，这样一来，我不就变瘦了吗？

很可惜，事实不是这样的。

人体是一个非常复杂的整体，有一整套的保护机制。当你想要完全依靠减少热量来减肥，但事实上你的身体不知道"减肥"这个概念，它只会判断你是进入了一个食物短缺的阶段，而为了应付这个危机，身体会减少基础代谢率。如果你每天只摄入 1000 千卡的热量，你的身体就会把基础代谢减少到这个范围内。在旁人的眼光看来，你只在最初瘦了几斤，之后便开始进入所谓的"平台期"，每天吃得很少，却不见瘦。

而且，降低基础代谢率，会给身体带来很多负面影响：注意力变得无法集中，肌肉乏力，对任何事情都提不起兴趣……相信我，这不是你想要的那种瘦。

在节食的概念中，还有一种更极端的做法，那就是断食。曾经大受妹子欢迎、风靡一时的"果汁排毒"，其实就是断食的一种。卖果汁的商家提供一整套的果蔬汁食谱，每天一瓶，除此之外，不允许吃任何的食物。他们声称，依靠这种方式，人体可以排出所谓的"毒素"，改善睡眠和消化，并且在一周内减掉好几斤。

要我说，想要达到以上的效果，哪里用什么果汁，每天光喝水就可以了。果汁能提供的，无非是水分、少量果肉纤维和一些果糖。

至于汉子们玩得就比较狠，直接玩"辟谷"，每天只喝水，不吃任何东西，这就是真正意义上的绝食了。我看过有人在朋友圈汇报每天的辟谷体验，今天瘦了多少斤，今天精神不错，今天已经不饿了，等等，可以说是把减肥提升到了"艺术高度"。

无论是"果汁排毒"还是"辟谷"，在"疗程"结束之后，体验者都会自豪地宣布，自己已经减掉了很可观的体重，从5斤到15斤不等。然后毫无例外地，在恢复正常饮食之后，这些减掉的大量水分、一部分肌肉、少量脂肪，又快速地回来了，比以前一斤不少，甚至还更重了。

所以，我们可以断言，单纯的节食减肥，毫无效果。

那么换个思路，不节食，光靠运动呢？比如我每天的基础代谢是2000千卡，维持2500千卡的摄入不变，每天再通过运动，消耗掉1000千卡，不是一样可以瘦吗？

理论上来讲，确实是这样的。光运动的方案，比仅仅节食的方案，要稍微强一些，也确实能达到减肥的效果。问题在于，这样达到的效果不够明显。

而且，1000千卡写起来很简单，真的要消耗那么多热量，则需要以6分钟的配速（10公里每小时），跑至少15公里才能见效。

从事正常职业的普通人，有多少可以做到风雨无阻，每天坚持不懈，用一个半小时来跑步，或者做等量的运动？

更何况，人体的关节是很脆弱的，就算真的有条件每天做大量运动，稍不注意，就有可能对膝盖、髋骨等部位造成不可逆的损害。

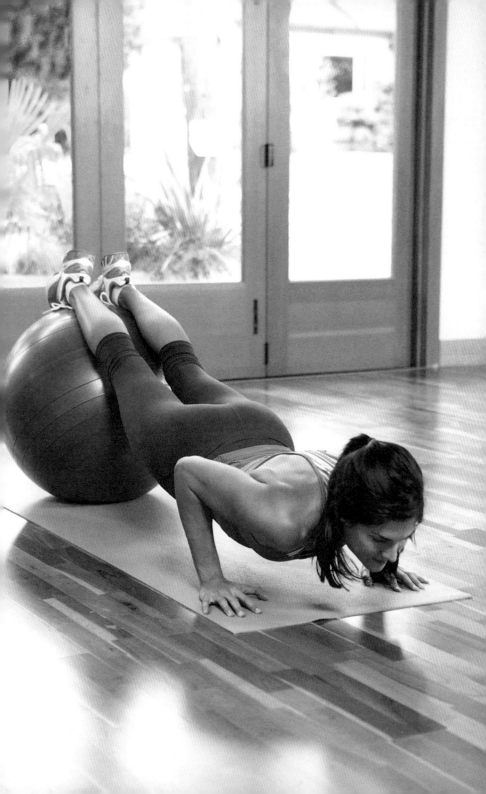

因此，对于非职业运动员来说，运动只能在有限的时间内完成，单纯依靠运动，理论上可以达到减肥的效果，但是见效太慢，占用时间太多，并且可能对身体造成磨损。

现在，让我们来看看"节食＋运动"能带来怎样的效果。

依然假设我的基础代谢率是 2000 千卡，我通过节食，每天只摄入 1500 千卡；再运动一个小时，把每天消耗的热量增加到 2500 千卡，这样一来，每一天热量的摄入跟消耗，就有了 1000 千卡的差距。

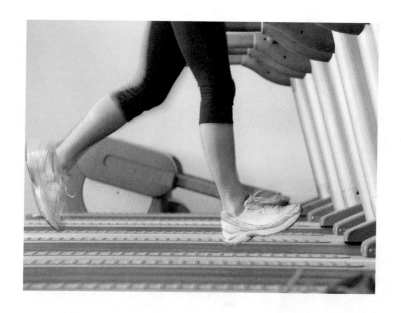

Tips

其实所有涉及下肢的运动做多了都对膝盖有伤害，这就是一个度的问题。人的肌肉关节要与他的运动负荷相匹配，所有受伤的根源排除动作技术失误外，几乎全是因为超越了自己体能的负荷，这才是本质。

依据"人体每消耗掉 7700 千卡，就能够减掉 2 斤脂肪"的公式大致一算，只要能严格执行这一套减肥方案，在一个月内，就可以减掉 8 斤脂肪。注意，是 8 斤脂肪，而不是 8 斤的水分。

而从实际操作经验上看，每个月 8 斤还是一个相对保守的估计。其实只要控制饮食，一周跑 3 ~ 4 次，一个月跑 120 公里，就能达到一个月瘦 8 ~ 10 斤的效果。

这样，如果一个月下来，我没有按计划减掉 8 ~ 10 斤，就可以检讨在上个月中有哪一点没有彻底地贯彻实行，并在接下来的一个月加以改正。一般来说，通过严格的节食加运动的方式，3 个月到半年，就可以达到自己的理想体重。

通过这种方式瘦下来，还有很多不可比拟的好处。首先因为是运动减肥，随着肌肉增长，形体会变得更加优美，心肺功能也会得到增强，整个人活力充沛，自信心也加强了。此外，运动瘦身不同于抽脂手术，脂肪的减少是缓慢的过程，给皮肤一个适应的时间段，所以并不会出现许多人担心的皮肤变松弛的情况。

好了，说了那么多，我们是否能达成一致——节食加运动，是减肥的不二法宝、唯一捷径？

如果大家都能从一开始认识到，只有节食加运动才能减肥，就会抛开那些不切实际的想法，少走弯路。

两点之间直线最短，不是吗？！

Tips

不管你哪儿胖，都需要进行系统的减脂，包括一定的运动量和良好的饮食控制，而不是每天简简单单坚持几个动作就能见效的。

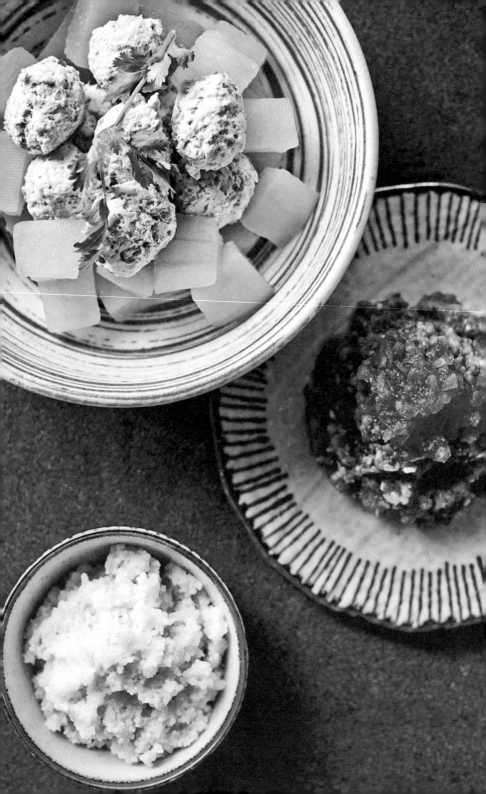

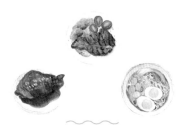

食欲和意志力的战争

食欲在先

对于减肥的人来说，有三个永恒的哲学命题：第一，这个吃了会胖吗？第二，就吃一点点，没事吧？第三，一不小心又吃光了，我怎么就管不住这张嘴？

总之，绝大多数人在减肥的时候，都有过这样的困扰——明知道眼前的高热食物吃下去会发胖，但就是控制不住自己的食欲。结果在大快朵颐一顿之后，又开始懊恼，怪自己没控制住，一下子吃进2000千卡，前几天跑的步都白跑了。

不过，作为人类与生俱来的本能，食欲并不是万恶之源。恰恰相反，食欲是人类在漫长的进化过程中演变出来的一种生理优势。在食物短缺的情况下，拥有强烈食欲的个体，会主动摄取热量，储备起来，然后生存下去；相反，食欲不那么强烈的个体，则会在进化中被淘汰掉。

换个说法，我们这些能活到现在的人，都是"吃货"的后代。

但是到了现代，仰仗于农业的高度发展，在相对来说很短的一个时期内，食物突然就变得丰富起来，甚至对于经济发达的国家和地区来说，食物"唾手可得"。然而人类好食的本能，并没有适应这个变化，依然会主动去摄取热量，再储存起来。

所以，处于"减肥"和"食欲"这两者的矛盾中，普通人如果依照本能行事，无一例外的都会成为一个忧伤的胖子。

意志力与食欲的较量

幸好，要对抗食欲，我们身体里有一个秘密武器，那就是意志力。

意志力跟食欲一样，也是进化的产物。但是，与食欲这种本能相比，意志力可以帮我们强行放弃摄入热量所产生的快乐，而服务于更为长远的目标。

比如桌子上有一块红烧肘子，本能的食欲告诉我，吃下去就会感到开心，感到满足；但是，意志力跟我说，要控制着不吃，完成这一个月的减肥计划，因为夏天马上就要到了，我要带着六块腹肌，去海边游泳。如果我做到了这一点，没有把红烧肘子吃掉，就是意志力战胜了食欲，让身体为了一个远期目标，做出更为理性的选择。

当然了，意志力不会永远战胜食欲。很多时候，我们的计划是：下个月要去海边，下个月要穿婚纱，下个月要怎样怎样……但是管他呢，我先把这块红烧肘子吃了再说。这种时候，意志力输给了食欲。

所以，在食欲跟意志力的较量中，如果食欲占上风，减肥不说失败，也肯定达不到预想中的效果；而如果意志力赢的次数多，那么你就会在一群嚷着减肥的人里脱颖而出，成为真正瘦下来的那一个。届时，你也将凭借着好身材，在盛夏的时光里，尽情享受周围艳羡的目光。

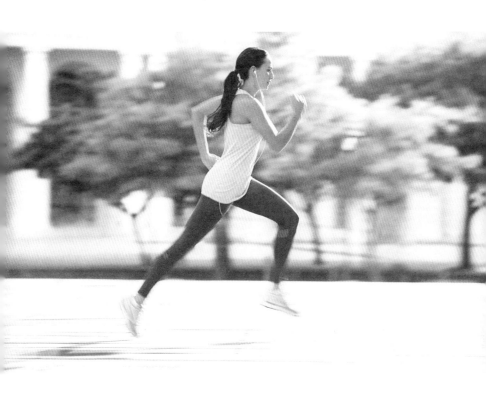

意志力也需要呵护

那么，到底要怎么做，才能让意志力战胜食欲呢？

有些人会说，意志力是与生俱来的，有人运气好，天生具有强大的意志力，做什么都能成功；有人生下来就意志力薄弱，所以许多事情都会半途而废。

但事实并不是这样的。意志力就如同身上的肌肉，虽然有一定的先天因素，但后天也可以进行训练和管理。比如在减肥这件事上，管理好意志力的前提，是必须给自己一个强大的理由，让自己相信——这次是非瘦下来不可。

这个强大的理由，可以是单一的，比如三个月后要演讲，比如要瘦下来让前男友后悔；也可以是复合的，比如基于健康、体形、外表的综合考虑。总之，让你减肥的理由，无论是单一的还是复合的，一定要足够强大。

当支撑你减肥的理由足够强大、足够清晰时，即使面对食物的诱惑，你也能够冷静地想一想减肥是为了什么，并在脑海中对比减肥成功的喜悦及减肥失败的沮丧……

如果这个方式奏效了，反复多次后，你就会形成一种习惯——说不吃，就不吃，非常果断。而确切的、可观测到的减肥成效，又会反过来强化你的意志力，让你感受到距离减肥目标已经越来越近，这样一来，就更不会轻易屈服于食欲，而违反自己制定的规矩。

但是，如果我们留神观察，又会发现，就算是意志力很强的人，也难免会有放纵自己、屈服于本能的时候。这是因为，意志力跟肌肉力量一样，并非是取之不竭、用之不尽的。

人们常说"人定胜天"，一个人的意志力如果足够强大，就可以突破身体极限，战胜一切。但是，事实往往并非如此。由前额皮质产生的意志力，也是完全基于人类身体的、唯物的存在，跟人体的其他方面一样，受到各种因素的影响。

比如，当一个人身体极度疲倦的时候，意志力往往会有所减弱。这就是为什么深夜加完班回到家，你会无法控制自己，煮一碗明知道很不健康的方便面。而如果这天你提早下班，心情愉悦，就可以轻易地放弃吃夜宵的念头，早早上床睡觉。

除此之外，酒精、缺觉等因素，都会对意志力造成负面影响。就我个人的经验而言，餐桌上不喝酒的时候，我可以完美地控制自己不碰任何主食；可是一旦喝下两瓶德国啤酒，我根本无法抑制把小龙虾吃光，再用小龙虾汁拌一盆面，吃个仰面朝天的欲望。

事实也多次验证了，每当我到了小说接近收尾，每天要赶稿到凌晨两点的阶段，体重必然会有一个可观的上升。人们常说的"压力大容易变胖"，"重要的考试、年度评估前，往往能胖个两三斤"，听起来像是借口，其实未必无因。

管理意志力

那么，要怎样才能避免这些情况发生，让意志力在与食欲的较量中成为常胜将军呢？

也许有人要说，让意志力变得更加强大不就行了，但是这个做法并不总是可行。就像前面所言，意志力如肌肉，有它的生理极限。普通人再怎么锻炼，也不可能成为施瓦辛格。最切实可行的办法，是在锻炼意志力的同时，避免它受到挑战。这就需要一些策略来应对。

比如说，既然繁忙的工作会让意志力失效，影响减肥效果，那么如果条件允许，就选择一段工作较为轻松的时期（三个月到半年）来完成减肥的计划。在减肥的时候，摒弃其他杂务，把减肥当作生活里最重要的内容，会产生事半功倍的效果。

再比如说，既然喝酒、缺觉会让意志力屈服于食欲，那么请在减肥期间，尽量减少饮酒和熬夜的次数，养成健康良好的饮食、生活作息。这样一来，不但可以减去多余的体重，还有助于身心健康。

Tips

睡眠是人生第一大补，睡眠不足对人体来说是极大的摧残。建议健身爱好者每天保证 8～10 小时的睡眠，善用午休。

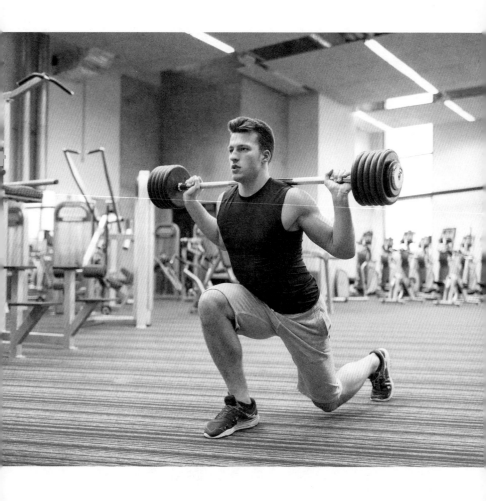

Tips

要保持一个好的身体状态是要付出"代价"的，这个"代价"就是常年保持
训练（说狠点就是练一辈子）和维持良好的饮食习惯。你需要"自律"，你
需要在你的日常生活里给"健身"留出时间；你不能随便吃东西，在吃"美食"
前你要考虑再三。在普通人眼里，健身可能从来就不是一件愉快的事。

除了食欲之外，贪图享乐、逃避运动，其实也是一种人类的本能。因为在远古艰难的环境中，人类要活下去必须付出大量的劳动，并不存在缺乏运动的可能性。所以，身体在进化过程中，形成了尽可能休息、节省体力，以应对紧急情况的本能。

同样因为科技的进步，我们现在可以安安稳稳地坐在办公椅上，不需要付出大量体力劳动，就得到了高热量的食物。但是，跟几万年前的祖先一样，我们的身体依然本能地厌恶运动。空调房里坐着多舒服，什么跑步、游泳、打篮球，简直是要了亲命。

这个时候，同样需要意志力，去战胜身体的本能，为了一个长期的目标而服务。我们要说服自己，人类社会跟以前大不相同，而人的身体缺乏运动会导致多种疾病。所以，尽管空调房里确实舒服，也还是要养成锻炼身体的好习惯。只有这样，才能保持个体的身心健康，以充沛的活力，在激烈的竞争中获胜。

没错，我指的获胜，是生命的原始目的——获得配偶，传播自己的基因。正常情况下，一个经常运动、体形壮硕的男性，在婚恋市场中，一定会受到更多的关注。说起来，正是因为深刻理解了这一点，许多男人才开始了减肥。

说了那么多，总结一下，就是在减肥的过程中，首先要正确认识意志力，然后加以管理、训练，并且尽量避免它受到威胁跟挑战。

意志力是个好东西，希望大家都能拥有。

意志力又是个娇嫩的玩意儿，且用，且珍惜。

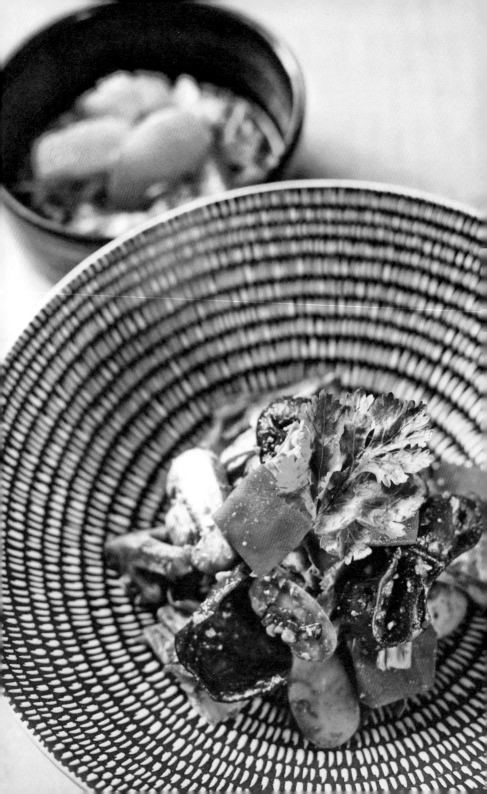

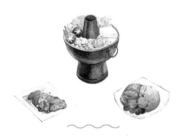

美德与美貌并存

"宇宙真理"下的光盘行动

我之前有一个女同事，五官长得很精致，却常常苦恼于自己的体重。她无数次发誓要减肥，立志恢复 90 斤时的身材。

那时候，我们小组经常在中午出去吃饭。有时菜点太多了，大家都吃饱了，还剩下小半桌。如果打包带回公司也没人记得去吃，只是遗忘在冰箱的某个角落里，一个月后散发出了奇怪的味道，才会被我们拿出来扔掉。这时，我的女同事就出场了。尽管她已开始节食，规律运动，但每到这个时候，她都会"大展身手"，埋头猛吃。有时候菜太咸了，她还要多叫一碗米饭，表现出一种不见盘底，誓不罢休的态度，一边吃，一边说："你们这些人啊，真是浪费，害我一个人吃多了。昨天又白跑了，都怪你们！"

有一次，我实在忍不住问她，何必这样为难自己，每次都要把饭菜吃光？她一脸错愕地看着我，仿佛我说了什么大逆不道的话。确实，我

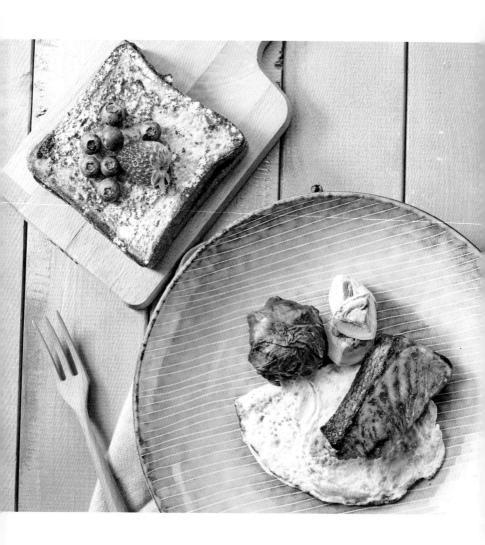

Tips

需要注意的是，每餐食物的摄入量不要过多。不要出现吃到肚子快撑爆的情况，
达到适当的饱足感即可。

们从小在餐桌上接受的教育是：一定要把饭菜吃光；节约是一种美德，浪费是可耻的。时至今日，主流观点依然如此，这种美德一直被奉行不渝。我想，在这位女同事看来，"把饭菜吃光"就如同"地球绕着太阳转""RAIN是银河系最帅的男人"一样都是宇宙的真理，不容置疑。然而在我们组，聚餐的频率还挺高，所以在以身践行这条真理的两年时间里，她的体重起起伏伏，从来没有真正减下去。

所以，今天我不得不提出一个疑问：把满桌的剩菜吃光，除了满足了我们的道德感，是否还有其他的好处？是否有更好的方法，让美貌与美德并存？

"一扫而光"的前世今生

节约作为一种传统的美德，是由我们父母言传身教的。上一辈的人生长于一个物质匮乏的年代，高热量的食物非常难得。我老爸说他小时候，有次凌晨排队去买猪肉，结果买得太瘦了，回来被我奶奶一顿骂。父辈的行为与观念，是建立在匮乏、窘困的物质条件之上的：深深印刻于内心的对于饥饿的记忆，使他们几近本能地偏爱淀粉、糖、油等高热量的食物；甚至在他们的审美观里，白白胖胖最美丽，脸大腰圆有福气。过年回家时，老妈总是心疼地说，你看你都瘦成什么样儿了，来来来，再吃一碗饭……相信许多年轻人都有过这样的经历。对于我们的父母来说，在他们那个年代，"把饭菜吃光"不仅是一种值得提倡的美德，更是在艰苦环境下的一种理所当然的行为。

然而，由于科技进步、经济发展，现在人们的生活都变好了，物质条件跟以前大不相同。我们再也不用像父辈一样过着饥一顿、饱一顿的生活了。我们用非常低的价格，就可以从超市带回一大袋"高效催肥"的食物，如薯片、巧克力、泡面等。和朋友们一起下馆子，AA付款时，餐点少了，总是担心会有人吃不饱；若是请客，更不能丢了面子，必定是多荤少素，甚至鸡鸭鱼、牛羊猪各来一盘，最后再点个面食，来份汤。但是还没动几筷子，大家都吃饱了，面对剩下的大半桌子菜，我们到底该怎么办？

这时如果勉强自己吃光，必定会给身体带来负担，体感不适，也不利于保持身材。如果经常"吃太多"，你的胃就会为了适应你的食量而慢慢增大，于是你就会发现自己的"光盘"战斗力越来越强，平时的食量也越来越大。若这时再不加大运动量，身体的基础代谢率仍跟原来一样，那么你每天所摄入的多余热量就会逐渐积累在渐宽的身材上了。

所以到底该怎么办？

放下餐具，适可而止

联合国粮食及农业组织曾经统计过，全世界每年有约 13 亿吨的粮食被浪费，如果这些粮食中有 25% 得以保留，就足以养活全世界 8.7 亿的饥饿人口。多么惊人的数据，我们应该引以为诫！我们都知道地球的资源是有限的，那为什么还不珍惜这有限的资源呢？！从小事抓起，从节约做起。于是我们就又回到"科学点 / 做菜"的话题了。

不能光盘确实是一种浪费，但是从一开始点餐就点太多，这本身就是一个浪费的行为，因此，最科学的做法就是评估每个人的食量和偏好，点一桌份量刚好的饭菜，每个人都吃八分饱。这样不仅能保证不浪费粮食，同时每个人都能享受美食，对这顿饭留下一个美好的回忆；也不会因吃得太多造成热量过剩、脂肪堆积；既坚持节约的美德，也保住了"美貌"。

其实如果人人都在点菜的时候"大手大脚"，在进食的时候毫无节制，那么我只能恭喜他保有了"不浪费"的美德，但恐怕要承担"不美"

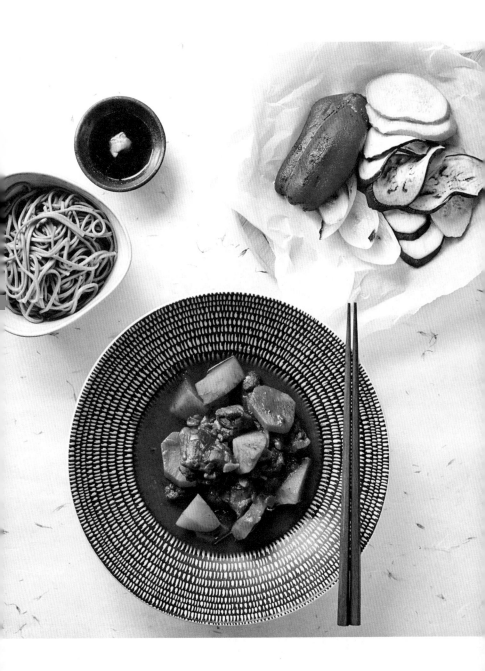

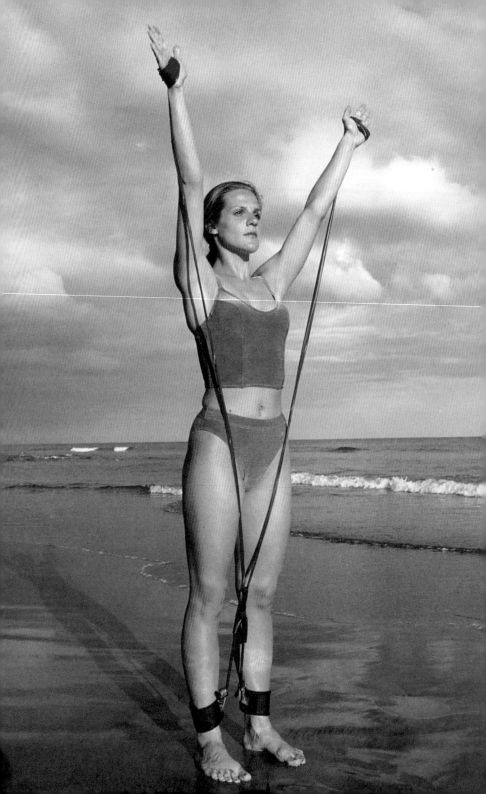

的后果。而这背后的行为动机，有没有可能不是真的是为了维护自己的"美德"，而是在不自觉地以道德为借口，满足自己的口腹之欲，又能减轻自己的负疚感呢？

我的那个女同事，好久没联系了，我不知道你现在有没有变瘦，有没有恢复90斤时的好身材。不过，如果你能看到这篇文章，希望以后我们再聚餐时，你能够在美貌与美德之间，做出理性的选择。还有就是，对不起啦，把你写了进来，要不……我请你吃饭？放心，这次我会把份量点得刚刚好。

Tips

若你既不想背负浪费粮食的罪名，又不想吃到撑，那么下次点餐时，不妨先深吸一口气，让自己冷静一下：这些我能吃完么？想想自己吃撑的时候痛苦的表情，厨师又不会在自己吃着东西的时候突然消失，真不够了就再点菜呗！记得给服务员一个坚定的眼神：先点这些吧，谢谢！

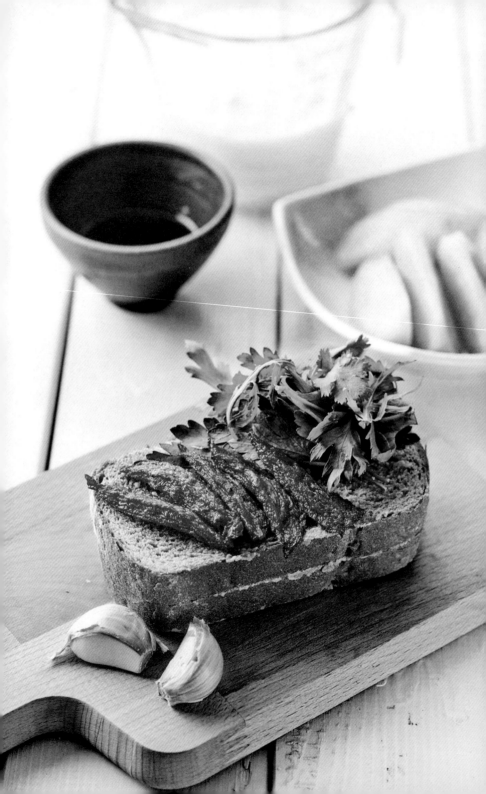

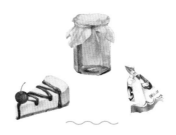

无糖主义

糖，是毒品？

早些年，我是写都市婚恋小说的，后来挣不到钱，就跑到腾讯上班了。这两年，我重拾旧业，又开始全职创作，只不过写的不再是原来的题材，而是跨度特别大的科幻小说。

为什么我可以切换到科幻题材，毫无压力，究其原因，大概是我从小到大，看过很多奇奇怪怪的书。

比如说，在我模糊的印象里，曾经看过这么一本国外的短篇科幻小说。这个故事描绘的是未来时代，有一个非常独裁的大一统国家，规定了公民生活中的种种细节，其中非常苛刻的一点，就是把糖——这种生活中常见的调味品——列为毒品，禁止出售，禁止使用。

当时看完这个故事，我吓得赶紧吃两块大白兔压压惊。之后就感觉特别不可思议，我们天天在用的糖，又好吃又有营养，跟毒品能扯上什么关系？！不光小孩儿，当时大人们也这么想，白砂糖、蜂蜜、红糖等，全都是好东西，要说有毒的话，那也是作为工业制品的糖精、味精什么的吧。

如今回想起来，其实这个故事的作者，在多年之前，就已看穿一切。是的，他看似脑洞大开的科幻语言中，隐藏着对事物本质的洞察。糖，跟毒品，还真的有共同点：它们都是非天然的工业制品，在近现代才出现；其次，它们会给使用者带来短暂的愉悦，如果不加控制，长期服用，则会对身体造成损害，引发疾病。

首先，从众所周知的一点上来讲，吃太多糖，会让人体形变胖，直接影响到个人形象。其次，认真点说，吃太多糖，变得肥胖，会增加罹患糖尿病的风险。除此之外，根据营养学家的忠告，过量的糖还有可能会导致龋齿、胆固醇紊乱、癌症、心脏病和脂肪肝等疾病，甚至会损害记忆力，降低预期寿命和生活质量。

所以说，在未来世界里，有一个非常负责任、非常强硬的政府限制甚至禁止在食物中添加糖，并不完全是科幻，而是具有一定现实可能性的。那么为了应付可能到来的禁令，避免到时措手不及，让我们从今天开始就少吃，甚至是完全戒掉糖吧。

当然，这是开玩笑的，我们要戒糖，真正的理由是——为了自己的身体着想。那些长远的风险先不说，就提眼前的——戒糖，在体重减少上是立竿见影的。

从喝无糖可乐开始

坊间流传，减肥的真谛无非六个字——管住嘴，迈开腿。前半部分就是要控制食欲、减少热量摄入。我自己的经验是，在众多充满诱惑力的高热量食物里，糖是最容易戒掉的一种。

可能是我本身对甜味就不是特别热衷，那些对某些人而言是生命真

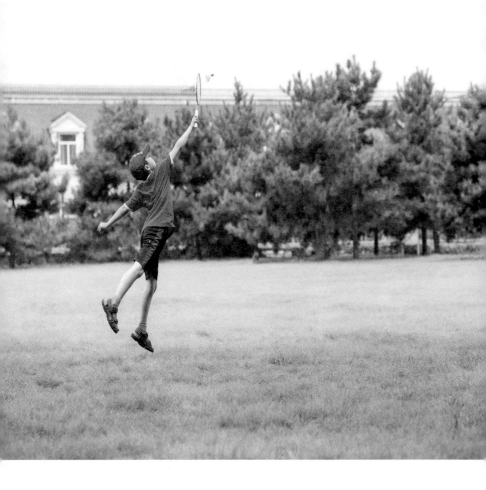

Tips

日常饮食中一定要避免摄入过多的盐和糖。目前，世界卫生组织已经将个人
每天的糖摄入量标准控制在 25 克以内。

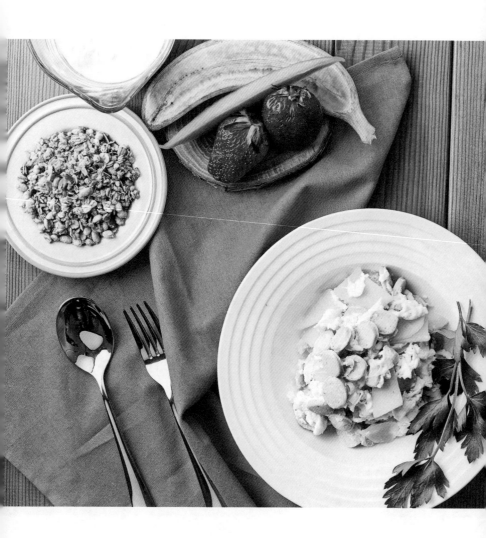

喝一瓶 500 毫升的含糖可乐，意味着身体已经摄入了至少 50 克的糖。乳酸菌
饮料也要戒掉，因为这类饮料一般会添加大量的糖来保证口感，并且价格偏高，
而且无论是蛋白质还是钙都低于正常酸奶的量，所以并不推荐选购。

谛的蛋糕、冰激凌、巧克力等，我本来就不太爱吃。在我看来，这些甜腻腻的食物，不应是男子汉的爱好。在减肥初期，少肉、少淀粉、戒酒，都让我感觉到了痛苦，唯独戒糖，很轻松就做到了。

不过，我倒是有喝可乐的习惯。我不吸烟，写作时便靠可乐来提神，好吧，其实这是借口，我喝可乐，就是因为喜欢喝。

我知道可乐里面含有大量的糖，会影响人体健康，但我又不想戒掉可乐。幸运的是，现在有完美的替代品——无糖可乐，近五年中我喝掉的几百瓶可乐里，没有一瓶是含糖的，理论上，也就没有从这种饮料中摄取因糖产生的热量。

当然了，现在有研究表明，即使是使用代糖，依然有可能造成胰岛素紊乱，从而导致发胖。所以，喝无糖可乐也要适量为宜。

随着人们对糖的警惕日益提高，除了饮料之外，还出现了越来越多不添加糖或者采用代糖的各种食品，比如木糖醇口香糖，无糖的酸奶、饼干、麦片、奶粉等，不一而足。注重健康的人群，可以优先选择这些产品，既不怕摄入太多糖分，又不会牺牲对美食的享受。

我身边就有戒糖后成功瘦身的例子。前年，我的一个表妹，在接受了我的建议后，戒掉了心爱的冰激凌、蛋糕及其他甜品，并把淀粉的摄入量减少一半，配合每天步行一小时。三个月以后，她就成功瘦了二十多斤，恢复了清新活泼小可爱的形象。

离糖远一点儿

话说回来，这里提到的"无糖主义"，只是一种建议，希望大家能戒掉人工添加到食物和饮料中的糖，包括各种类型的白砂糖、方糖、冰糖、红糖，还有标榜健康的手工黑糖、蜂蜜等。至于食物本身所含有的天然糖分，在实际生活中基本不可能也没有必要完全戒掉。

比如说，各种水果中含有各种各样的果糖，尝起来很甜，但实际含糖量并没有人工制造的糖那么高；即使在减肥的过程中，大家同样可以放心食用，只是不要过量。

另外，包括米、面及其制品在内的淀粉类食物，它们的本质就是多糖。大家都在生物课上学过，把米饭含在嘴里，等唾液里的酶把淀粉溶解，就会尝出甜甜的滋味。米饭虽然吃起来没有水果甜，但在单位重量内，米饭的含糖量和热量，比许多水果还要高。这也就是为什么吃饭的时候，如果光吃菜不吃主食，很多人就会觉得没吃饱的原因所在。所以，我们也要限制精制米面的摄入。

虽然每个人的体质、基础体重不同，谈个例并无太大说服力，但是以戒糖为切入点，再逐步减少高热量食物的摄入，构建一个健康的饮食习惯，一定可以帮助大家达到理想体重，并且一直维持下去。

减少体重，从减少体内的糖分开始。从现在起，请将冰箱里的甜品清理一下吧。

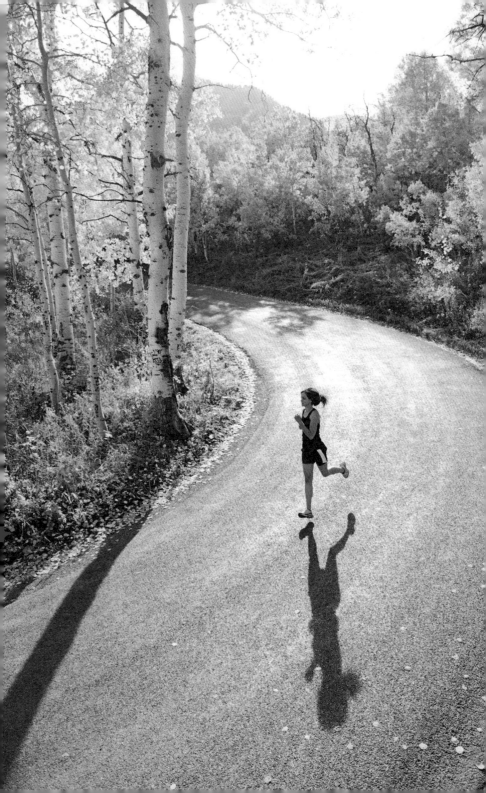

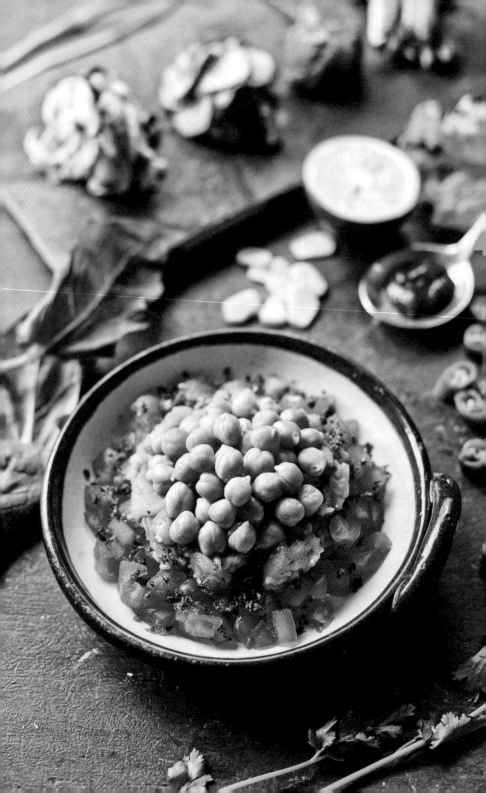

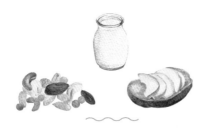

跑完步，吃什么？

迈开腿跑起来

先下个定论——在我看来，跑步是全银河系最有效的减肥运动。

跟对抗性的运动不同，跑步可以不需要同伴，很自由。一个人跑，不需要约时间，只要自己定好时间，就可以随时跑起来。尤为关键的是，跑步是一项每个人天生就会的运动，没有之一。

跑步的时间可长可短。一般情况下，日常锻炼在 30 ～ 60 分钟会比较合理。对于普通人而言，这将近一小时的时间，只要有心，再忙都可以挤出来。

跑步对场地没有太大要求，橡胶跑道当然很理想，小区楼下、公园里也是不错的选择。对于我这种长居滨海城市，有幸享受到新鲜空气的人来说，跑步不太受天气制约。只要不是遇到刮台风、太阳暴晒、暴雨等天气状况，任何时候都可以去跑步。我曾在大年二十九的深夜跑步，春夏也经常在小雨中跑，这些都是挺不错的体验。

没有条件在户外锻炼的朋友也不要灰心，你可以在家里放一台跑步机，或者办张健身卡。

作为一项有氧运动，慢跑具有非常多的优势。它是一项操作性强的运动，坚持下来也并不难，对于减肥，能起到关键性作用。

这一套"跑步最高"的理论，在现实生活里也是经过了验证的。就

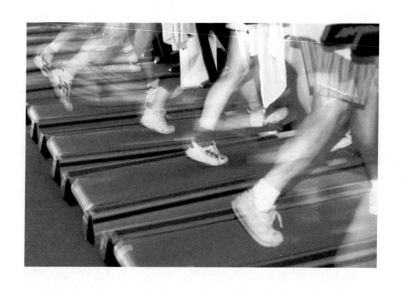

Tips

跑步这项看似人人都可掌握的运动，却有着很深的学问在其中。跑对了，身体会越来越强健；跑错了，它带来的运动损伤可能远大于健康收益。体重过大，且此前从没有运动经历的人不适合跑步。这类人群运动的时候下肢承担的压力是很大的。这类人群要进行长时间的有氧练习，个人建议还是使用坐姿的自行车（不是动感单车）、椭圆机、划船机，这样对下肢关节的压迫会小些。另外，下肢关节有过伤病且尚未痊愈的人，也不适合跑步。

我而言，我所认识的成功减肥、没有复胖的小伙伴，没有一个不是跑步瘦下来的。其中，也有人减重之后，开始转向无氧运动，但是跑步是必经之路，是从胖到瘦的征途中无法跳过的一环。

跑步有那么神奇吗？

这时候，不同的意见出现了。有人说，跑步减肥都是骗人的，我跑了两个月，还重了！还有人说，有个纪录片里讲，跑步半小时只能消耗一瓶可乐的热量，别说跑步减肥，运动减肥都是骗人的。

我仔细观察过这些声称跑步减不了肥的人，结果无一例外，他们之所以减肥失败，是因为单次跑步的里程不够、跑步的频率太低、跑步的配速太慢，这些因素最终成为他们瘦身之路的绊脚石。

比如我知道一位跑步减肥失败的妹子，她的运动方式是在跑步机上，用每小时 6 公里的速度，跑 15 分钟，然后拍照，发朋友圈——跑完步心情真好！奖励自己吃火锅去！

我回复了一条：妹纸，你这根本没跑起来啊，普通人步行的时速都有 5 公里呢。

然后，我就被拉黑了。

总之，我提倡每一次跑步都持续 30 分钟以上，时速在每小时 8 公里以上，用更专业的术语而言，就是低于 7.5 分钟的配速。我自己的话，减肥阶段是以 6 分钟的配速，跑一小时刚好 10 公里，每周跑三到四次。

Tips

跑步爱好者一定记得全面训练，心肺耐力为主，抗阻力量为辅。跑步中，身体综合力量的提高能够预防受伤。建议跑步爱好者在每周抽出固定时间进行系统的力量训练。

就这样，我在 4 个月内减掉了 18 公斤，达到理想体重。

跑步吃饭两不误

人类要遵守热量守恒定律。进行足够的有氧运动后的一段时间里，人体都在快速地消耗热量，这时候再配合控制饮食，使热量的摄入量小于消耗量，就一定会瘦下来的。瘦下来的速度，取决于热量摄入量与消耗量的差额。

如果你在大量运动同时又控制饮食的情况下，仍然继续发胖，那么请你到国家能源研究机构自首，届时你将会造福整个人类文明，因为你的身体完全违背物理法则，成为一台逆天的永动机！

总而言之，正确地跑步，配合健康饮食，是一定会让你瘦下来的。

下面，就让我们来讨论一下，跑步完之后，该吃点什么？这可是个不亚于跑步本身的大问题。

当你用一个小时跑了八公里、十公里之后，一定会饿，这很正常。那是一种刻骨铭心、抓耳挠腮的饿。以我的个人经验，我会在跑到最后五分之一的路程时，开始想一会儿该吃什么。

有些人的选择是，跑完步，去吃个大餐：火锅、烧烤、牛排之类的，再喝点啤酒。那真叫一个美！

我也知道这样吃会很惬意，谁能抵抗住美食的诱惑呢？不过，大吃大喝，是不能让你做一个安静的美瘦子的。

认真来讲，跑步完之后的饮食，一定要严控。

首先，在跑步的过程中，身体流失了很多水分，这时，人体就需要补充大量的水。此时，可以喝白开水，也可以吃含有大量水分的食物，比如麦片粥、水果，但绝对不建议喝任何市售饮料。可乐的热量大家都知道了，而形形色色的运动饮料也富含葡萄糖。搞不好，喝一瓶运动饮

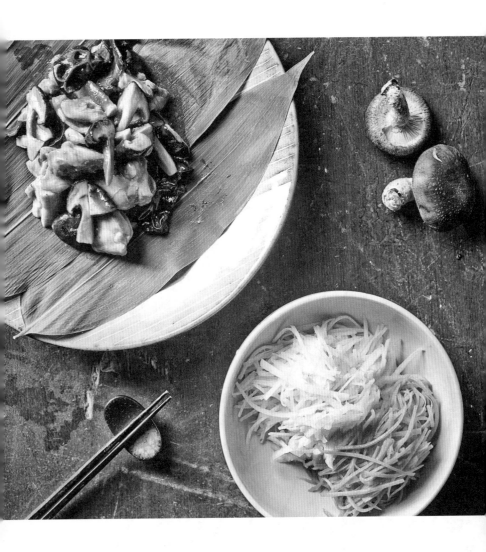

Tips

"三分练，七分吃。"你的饮食状况在很大程度上决定了你的训练效果。所以，多在饮食上下下功夫吧。饮食能放大你的训练效果，也能降低你的训练效果。

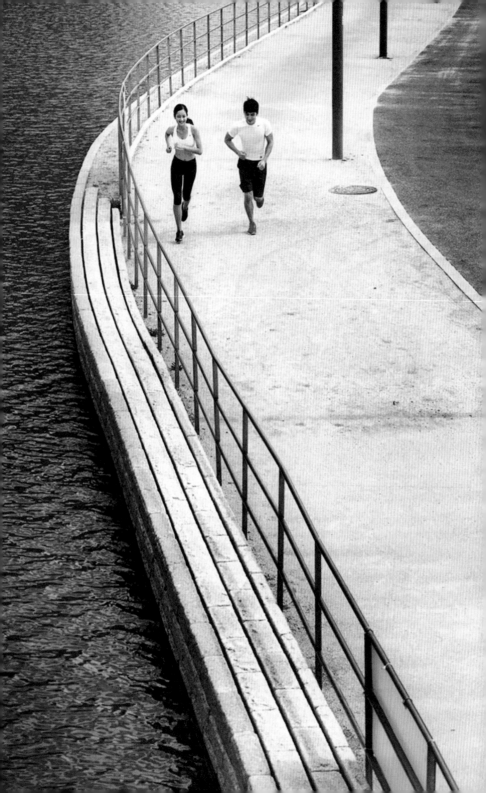

料，刚才的五千米就完全白跑了。

同时，运动会使你的身体通过汗液排出大量的盐分。曾在夏天或者大风的日子跑步的同学，都有过这样的体验，跑完后在脸上、脖子上、腿上随手一摸，都是一粒粒的盐，此时你的身体需要补充适量的盐分。

跑步虽然是有氧运动，对肌肉的锻炼没有无氧运动那么高，但是，优质的蛋白质也不可缺少。至于糖、脂肪、酒精，则是我们在整个减肥阶段都需要尽量避免的。

自给自足、奔向健康

按照以上的准则，合理的跑步后饮食，也渐渐露出了它的轮廓。让我们回到操作层面，推荐几个我经常在跑步后吃的饮食组合。

个人最爱的食物是自行配置的一种组合：脱脂牛奶或者奶粉冲泡的即食燕麦片，加上一小把盐焗综合果仁。即使不考虑健康营养因素，光从美味的角度来评价，这也是一份能打 80 分的美食。

排名第二的是市售酸奶，加一个或半个牛油果，以及一小把盐焗综合果仁。然后，别忘了喝大量的白开水。自制无糖酸奶会更健康，但是风味稍微差点。

如果想简单一点的话，一杯脱脂牛奶，搭配两块全麦面包，也是便捷、营养的选择。

Tips

跑步期间的饮食，可考虑碳水后置法，也就是全天碳水摄入主要放在训练前后，保证训练前 4 小时和训练前 1 小时有碳水的补充量在 50 ~ 100 克。在训练后，吃全天最丰富的一餐。其他时间段减少或者避免摄入碳水化合物，取而代之的是蛋白质和优质脂肪。

　　有时候，我也会在跑步之前，先把从超市买来的全麦通心粉泡上小半碗，再把速冻的虾仁从冰箱拿出来解冻。跑完步之后，就可以煮一份好吃又健康的海鲜通心粉汤。

　　如果要做蔬菜沙拉，无论如何要切记，要慎重选择沙拉酱，因为那是一种高热量的调味品。你可以加意大利黑醋或者撒点松露盐进行调味。

　　除了以上这些搭配，还有一些健康单品可供选择。比如说，水煮蛋蘸盐，尽量不要吃蛋黄。也可以来一根香蕉，或者其他种类的水果。有一个误区，人们认为水果尝起来很甜，糖分会很高，应该少吃点。实际上水果所含的果糖热量并不是特别高，至少比淀粉所含糖的热量要低——这就是为什么吃两碗饭会饱，吃两份同样体积的水果却很难产生饱腹感的原因。

　　此外，还有咸鸭蛋或榨菜这两种接地气的食材，好处是非常容易获取，吃起来也很简单。咸味大，意味着里面的盐分很足，适合于跑步后补充身体里流失的矿物质。麦片粥配咸鸭蛋，味道非常赞。

　　上面的套餐或者单品，都是我个人的一些经验。各位小伙伴可以根据自己的口味，勇于尝试，探索各种跑步后的美食。只是要遵循几个简单的原则：第一是要控制量，不要吃太多、太饱；第二是要补充水分、盐分、蛋白质；第三要避开高糖、高淀粉、高脂肪的食物。

　　总之，跑完步之后，吃点好的，非常必要。因为坚持跑步虽然会让你感到愉悦，但是跑完之后，身体会感到不同程度的疲劳。这个时候，一份美味的食物，可以建立起大脑里良好的奖赏回路，跑完步，有东西吃，这样身体才会愿意去跑。

　　好了，小伙伴们，跑得开心，吃得聪明，更好的体形和更健康的生活，都在不远处等你。

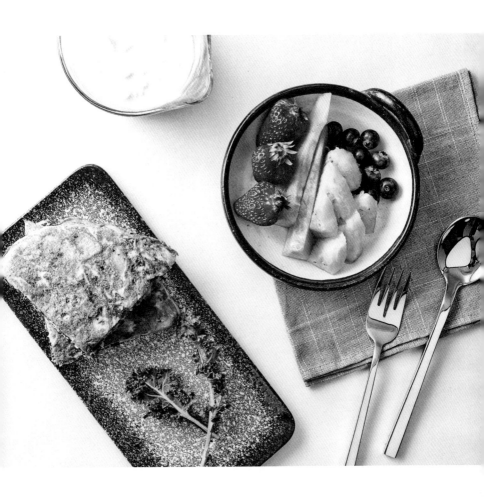

Tips

相比于蔬菜，水果含糖量更高，但是更容易摄取到没有损失的维生素 C。如
蓝莓、草莓、石榴等水果的主要特点是富含花青素及类黄酮等抗氧化物质。
香蕉是少数成熟水果中含有淀粉的一类，同时它高钾的特点非常适合运动时
期摄入。

快手美味减重餐谱 (一)

周一

早餐：京式鸡肉荞麦饼、缤纷果奶酪
午餐：低温慢煮木须鱼、田园米饭
晚餐：清香柠檬虾、中华沙拉

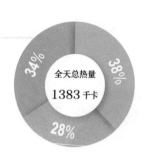

- 总碳水化合物 124 克
- 总脂肪 45 克
- 总蛋白质 121 克

全天总热量 1383 千卡
38% 28% 34%

周二

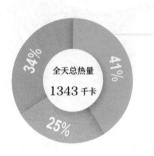

全天总热量 1343 千卡
41% 25% 34%

早餐：蛋白蟹肉馒片、鲜果沙拉、豆浆
午餐：清煮冬瓜、火鸡丸子、玉米粒小米饭
晚餐：清炖小牛肉、什锦蔬果沙拉、番茄茄子泥

- 总碳水化合物 138 克
- 总脂肪 37 克
- 总蛋白质 115 克

周三

早餐：西葫芦糊塌子、甜菜头沙拉
午餐：无油水煮鱼、香豉野菌、玉米糕
晚餐：荷香蒸滑鸡、荟萃沙拉

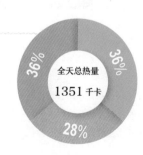

- 总碳水化合物 121 克
- 总脂肪 43 克
- 总蛋白质 120 克

全天总热量 1351 千卡
36% 28% 36%

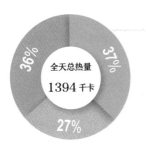

周四

早餐：印式香烤鸡、玉米沙拉、热带果乐酸奶

午餐：京葱爆牛肉、老北京麻酱凉面

晚餐：番茄甜椒比目鱼柳、鹰嘴豆胡萝卜沙拉

- 总碳水化合物 127 克
- 总脂肪 43 克
- 总蛋白质 125 克

周五

早餐：金枪鱼沙拉、芝麻烧饼、阳光燕麦酸奶

午餐：茶香南瓜炖牛肉、昆布大麦饭

晚餐：东洋参鸡丝沙拉、翡翠鲜虾仁

- 总碳水化合物 133 克
- 总脂肪 44 克
- 总蛋白质 118 克

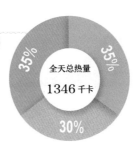

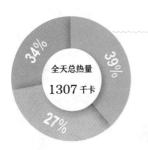

周六

早餐：菠菜鸡蛋滑三文鱼、法式浪漫吐司

午餐：印尼鸡腿、黄金馒头片、鹰嘴豆沙拉

晚餐：新疆风味羊里脊、什锦炖菜

- 总碳水化合物 132 克
- 总脂肪 42 克
- 总蛋白质 100 克

鸡蛋含有大量的维生素、矿物质以及蛋白质；大虾中含有丰富的镁，镁对心脏活动具有重要的调节作用，能很好地保护心血管系统，二者都是优质的蛋白质来源。同时还加入了新鲜的西蓝花、土豆和胡萝卜，用少量油煎至两面金黄。这道菜口感鲜嫩蓬松，整粒的虾仁爽滑弹牙，吃起来非常过瘾。

大虾蛋饼

42%　44%　14%

总热量
375 千卡

- 碳水化合物 38 克
- 脂肪 8.5 克
- 蛋白质 37 克

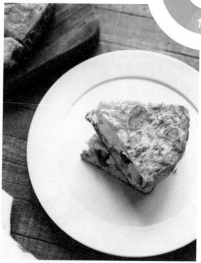

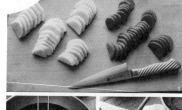

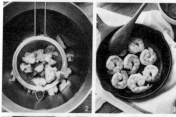

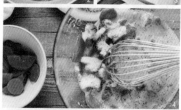

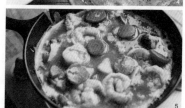

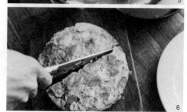

食材：
虾仁 200 克，土豆 150 克，西蓝花 70 克，鸡蛋 200 克，胡萝卜 50 克。

调料：
橄榄油 4 克，盐 0.1 克，黑胡椒 1 克。

做法：
1. 胡萝卜、土豆削皮，切厚片，分别蒸熟。
2. 西蓝花切成小朵，焯熟，过冰水。
3. 虾仁煎熟，备用。
4. 鸡蛋打散，放入大碗中，加入胡萝卜片、土豆片、西蓝花、虾仁混合均匀，添加盐和黑胡椒调味。
5. 锅烧热，倒入橄榄油，调小火，将混合好的蛋液倒入锅中，两面分别煎至金黄。
6. 取出装盘，切片，即可享用。

这是一道低脂健康沙拉：玉米和藜麦可以提供健康的碳水化合物；红腰豆则提供了丰富的膳食纤维；牛肉是优质的蛋白质同时富含还原性铁。在减脂期作为一顿正餐非常合适。

- 碳水化合物 47 克
- 脂肪 17 克
- 蛋白质 48 克

43% 42% 15%

总热量
539 千卡

牛肉藜麦
红腰豆沙拉

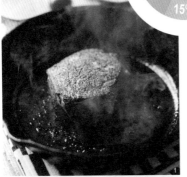

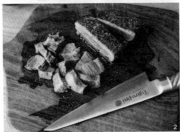

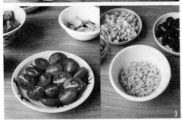

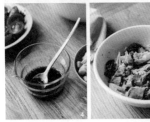

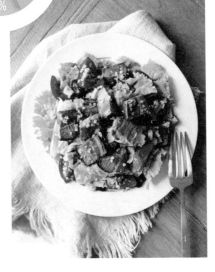

食材：
牛肉 200 克，小西红柿 120 克，生菜 60 克，玉米 50 克，藜麦 30 克，红腰豆（熟）80 克，橄榄油 2 克，盐 1 克，黑胡椒 1 克。

调料：
橄榄油 4 克，黑醋 12 毫升，蜂蜜 5 克。

做法：
1. 牛肉两面撒黑胡椒和盐，腌渍半小时左右，两面分别煎 2 ~ 3 分钟。
2. 稍微放凉，切小块备用。
3. 将小西红柿切成 4 瓣，生菜撕碎，藜麦煮熟备用。
4. 调酱汁：将橄榄油、黑醋、蜂蜜调成酱汁备用。
5. 将所有食材放入大碗，淋入酱汁，迅速混合均匀，取出装盘即可。

高蛋白质含量的鸡胸肉肉搭配含有丰富膳食纤维的香菇，加入胡萝卜和洋葱不仅能避免鸡肉丸口感太柴，还能补充一定的类胡萝卜素和钾元素。健康的鸡肉丸不仅可以当作正餐的主要蛋白质来源，还可以作为健康的夜宵，无论煮还是烤都很合适。

无油低卡
香菇鸡肉丸

总热量
263 千卡

16%
10%
74%

● 碳水化合物 9 克
● 脂肪 6 克
● 蛋白质 43 克

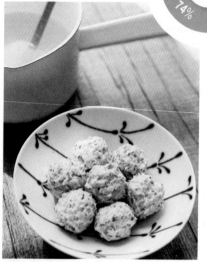

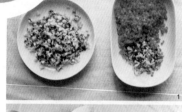

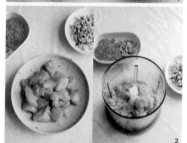

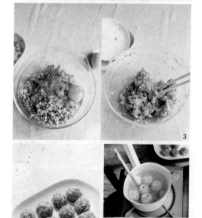

食材：
鸡肉 200 克，香菇 40 克，胡萝卜 30 克，洋葱 10 克，鸡蛋 30 克。

调料：
黑胡椒 0.5 克。

做法：
1. 将香菇、胡萝卜、洋葱切片碎备用。
2. 鸡肉切成小块，用搅拌机搅成泥。
3. 将所有食材放入一个大碗，打入鸡蛋，用筷子朝一个方向搅拌均匀。
4. 将肉馅捏成丸子。
5. 在锅里将水烧开，将丸子放入开水中煮。可以多做一些放冰箱里冷冻，随吃随取。

这是一种原汁原味的炖牛肉做法。将常见的番茄、胡萝卜、洋葱和牛肉一起炖煮，补充蛋白质的同时也能补充大量血红素铁。每人份包含 300 千卡的热量和 50 克优质蛋白质，再搭配一份蔬菜和主食正好是一顿健康的餐食。

- 碳水化合物 47 克
- 脂肪 7 克
- 蛋白质 25 克

总热量
656 千卡

21%
9%
70%

清炖牛肉

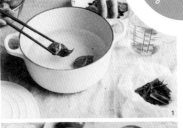

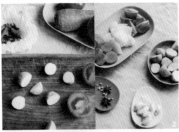

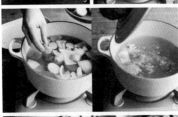

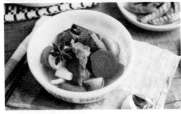

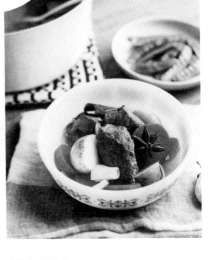

食材（两人份）：
牛肉 500 克，中型番茄 1 个 100 克，胡萝卜 80 克，洋葱 30 克，小土豆 60 克，蒜瓣 15 克。

调料：
炖肉香料包 10 克，盐 2 克。

做法：
1. 牛肉切大块，浸泡在冷水中 2 小时左右，去除血水备用。
2. 将配菜切好备用。
3. 香料包用纱布包好。
4. 牛肉放入锅中，加足冷水，大火烧开，撇去浮沫。
5. 加入香料包、胡萝卜、洋葱、蒜瓣和小土豆，转小火炖 1.5 小时，加入番茄再炖半小时。
6. 出锅前加少许盐调味即可。

见缝插针健身动作（一）

全身屈

● 身体姿势：腿部、头部、肩部抬离地面，目光看向天花板，同时保证腰部紧贴地面，骨盆主动后倾，收紧腹部。

如果做不了全身屈，降低难度，可以提高腿部的上抬高度或做屈膝的全身屈。

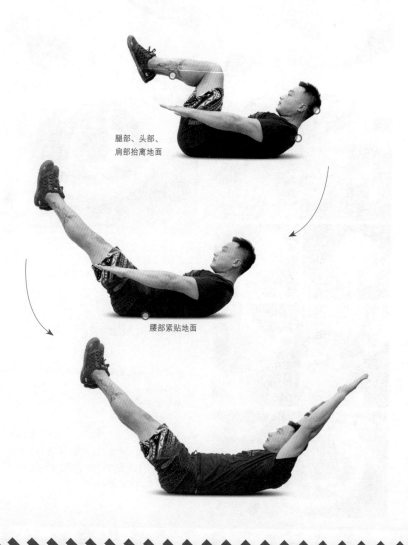

腿部、头部、
肩部抬离地面

腰部紧贴地面

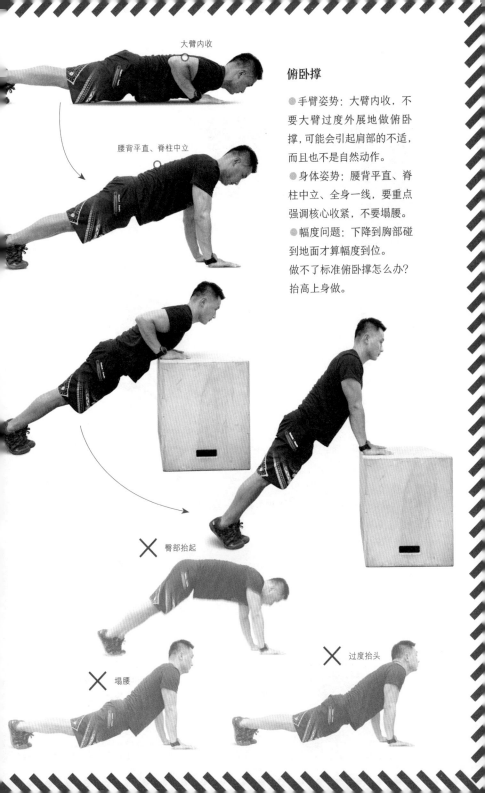

大臂内收

腰背平直、脊柱中立

俯卧撑

● 手臂姿势：大臂内收，不要大臂过度外展地做俯卧撑，可能会引起肩部的不适，而且也不是自然动作。

● 身体姿势：腰背平直、脊柱中立、全身一线，要重点强调核心收紧，不要塌腰。

● 幅度问题：下降到胸部碰到地面才算幅度到位。
做不了标准俯卧撑怎么办？抬高上身做。

✕ 臀部抬起

✕ 塌腰

✕ 过度抬头

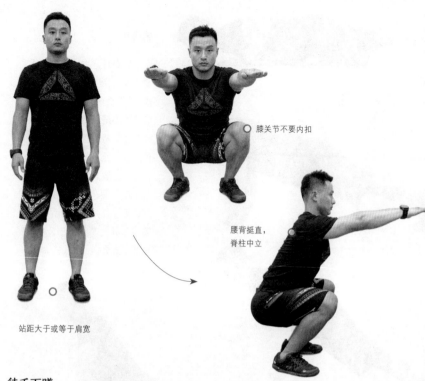

膝关节不要内扣

腰背挺直，
脊柱中立

站距大于或等于肩宽

徒手下蹲

● 身体姿势：下蹲过程中腰背挺直，脊柱中立，不要弯腰。

● 站距：站距大于或等于肩宽，但不要过宽，脚尖可以微微外八。

● 膝关节姿势：一定保证膝关节与脚尖指向一致，膝关节不要内扣。

在自身关节条件允许的前提下尽可能蹲深。

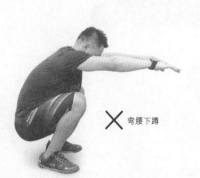

✕ 弯腰下蹲

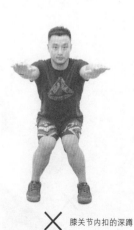

✕ 膝关节内扣的深蹲

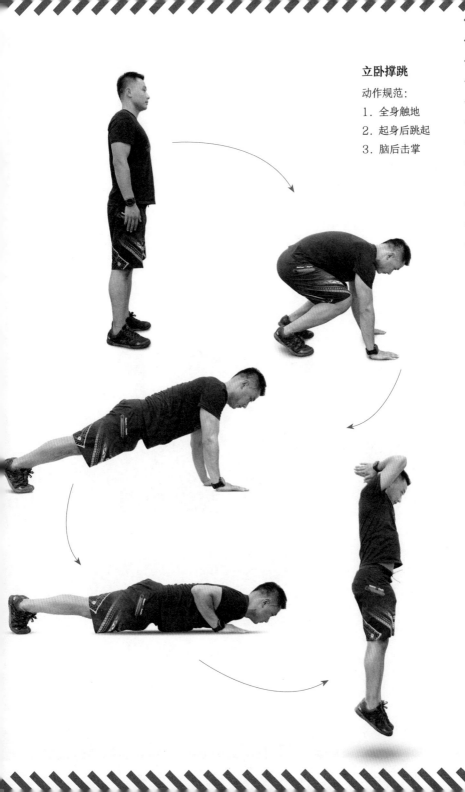

立卧撑跳

动作规范：

1. 全身触地
2. 起身后跳起
3. 脑后击掌

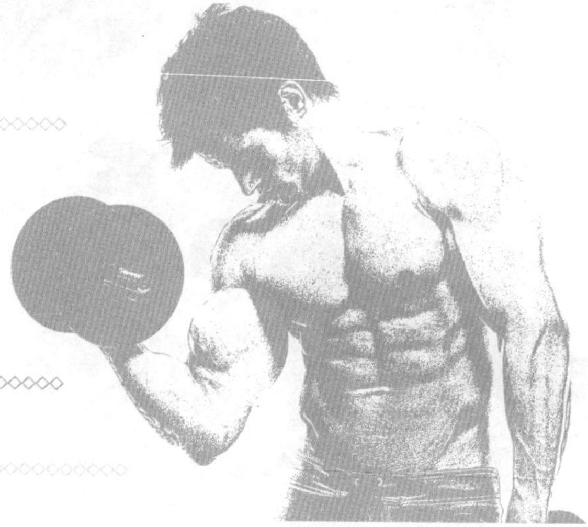

郭亦城:总得有一次，
能光着拍出有型的照片

扔掉心里的电子秤，不去计算每一餐的得失。

合理安排运动时间和强度，改变饮食习惯。

不跟任何达人比，只按自己的状态调整节奏和菜单。

用博物的科学态度对待减重增肌这件事儿，从98公斤到73.5公斤。

有型之后，任何角度的照片都变得如此顺眼……

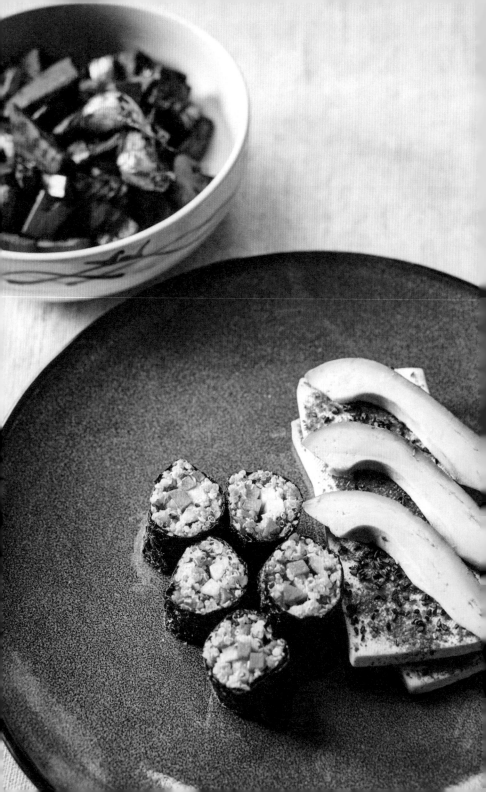

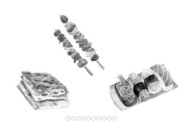

男人，就该圆一次肌肉梦

该减肥了！

梦想最后是丰满还是骨感这件事儿，说到底还是"事在人为"。我一直都希望自己来人世一遭，能体验凭一己之力办到的各种经历，并且多多益善，比如穿耳洞、文身、跑一次马拉松、会玩一种乐器等，也包括做一回"肌肉男"。

有人说，人到一定的岁数，胖瘦都很难把控，还肌肉男，做梦吧！但是我想，经历过几轮的胖瘦循环，心里多少还是会有点儿谱的。

很多人小时候都是精瘦的，我也不例外。差不多到了 12 岁，情况发生了变化，我竟然提前发育了。我妈烙的馅饼一顿我能吃 12 个，外加两碗稠得跟饭一样的粥，于是我变成了一个 120 多斤的"小胖子"，满月脸、水牛背。然后，我就成了小伙伴们都不待见的家伙，很少有人跟我玩——夕阳下，一个小胖子独自坐在乒乓球台上，看着操场上的小伙伴们踢球，金色的余晖在我背上烙了一层边儿……直到现在，我都时常想起当时的画面。

刚上初中的时候，正赶上《灌篮高手》时兴，于是我没日没夜地打篮球，宁可不吃饭。不到一年，我长高了 18 厘米，体重却比之前还轻了 20 斤。身形的变化加上球技的进步，让我又找到了自信。这种状态一直持续到高二。为了考大学，加上有了个女朋友，球打得少了，一下子又变回了 170 多斤。别人见了我都说，小伙子够壮的。

上了大学，有大把时间打篮球，瘦到了 140 多斤，这体重维持了 3 年多。后来上班了，工作时间不规律，自己又能挣钱吃喝，不到两年，我就胖到了 198 斤，上称一看，指针快转一圈儿了。有一天打篮球，突然脚后跟像被人狠踢了一下，立刻瘫倒在地——医院检查的结果是：足底筋膜拉伤。那个大夫也特别不客气地跟我说："就这体重，少打内线、少突破，在外头投投篮得了。"

我突然意识到，在别人眼里我是个胖子。

如果你每天洗完澡都照照镜子，即使你在慢慢变胖，也很难察觉，甚至还自我感觉良好，要是再遇到试衣间的"显瘦镜"——镜面与墙面之间有倾角的——更不得了。讲真，如果不是看到自己时间轴上大跨度的照片对比，一点儿都没觉得自己胖了多少。

身体参数

终于，狠心之下办卡健身。抱着减肥之心进到健身房里的胖子，最开始或许都有些自卑。看着杠铃区那边一个个"肌肉棍儿"，实在不好意思去掺和，又觉得跑步机、椭圆机难以坚持，就在那里左右踌躇。同时，减脂还是增肌，抑或减脂增肌并行，都令人纠结，该从哪一步入手？

私教应该是最能在这方面体现性价比的。找个私教，不要嫌他有多贵，或者担心值不值。绝大多数私教都挺良心的，不会为了挣你那点课

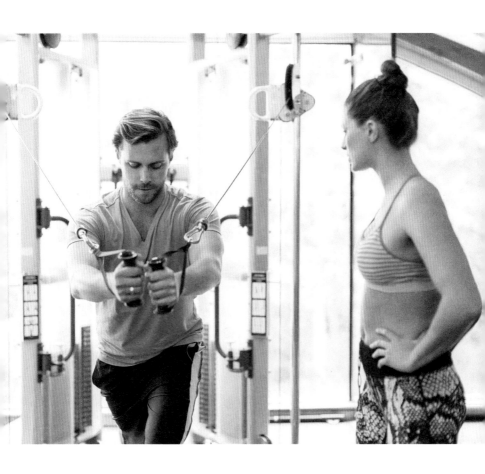

时费而忽悠你。最起码他们会先带你做个体测，看看身体状况，再制订健身计划、给出饮食建议。

正经的体测可不单单只是站在长得跟电子秤似的"体脂仪"上，过一遍电就把你的身体指数完整呈现，还需要一些纯物理手段来配合。

体脂仪曾经还算个稀罕物，一般一个健身房只配一台，但现在普及得跟电子秤差不多，还能连接 APP。姑且不论这东西测出来的数据是否精准，但作为参考值应该还是足够的。那么，使用体脂仪时，就需要搞懂几个"学术性"名词。

基础代谢率：英文名"basal metabolic rate"，通常它被缩写成BMR，是一个人正常状况下，每天各器官机能维持基本运转所消耗的能量。这个值越高，说明新陈代谢越旺盛，身体机能越健康。当然，甲亢患者除外。后面我还会详细来说说这个BMR。

体脂肪率：简称"体脂率"（BFP），也就是身体脂肪与体重的比值，当然也有讹传成"皮脂率"的。体脂率对于那些追求人鱼线、马甲线的人来说，格外重要，毕竟体脂只有低到一定程度，它们才会出现。曾经在网络上盛传的那组"不同体脂率对应不同身材"的图，想必有减肥之心的人都看过，并暗自下决心来着。

一般来说，男性的体脂率要低于女性。体脂率18%算是男性的一个临界值，高于这个数就有富态感了，16%以下腹肌会开始显现；体脂率10%～12%的人，一定对饮食很控制。国外的顶级职业运动员大都维持在7%左右。篮球之神"乔老爷"号称曾经达到过3.5%，不过这种状态他肯定持续不了一周，因为体脂率过低并非好事，普通人无法维持，别说打球了，动动都能头晕眼花。女性想要有马甲线，体脂率通常不能高于22%，超过28%就属于肥胖了。

内脏脂肪：这是个很隐蔽的指数。内脏脂肪不像皮下脂肪看得见摸得着，它是围绕脏器的脂肪，支撑和保护着内脏，相当于"大腰子"上的那块肥油。它才是真正威胁身体健康的大敌——脂肪肝就是最好的例子。通常，内脏脂肪指数为6时达到临界点。当然，不一定瘦的人内脏脂肪就少，四肢纤细有小肚腩的"蜘蛛型"人，其内脏脂肪往往也是超标的。

身体质量指数：大名鼎鼎的"BMI"，一个根据公式算出来的数值——

体重除以身高的平方（单位全部为国际单位）。18～25 都算正常，小了就是"麻秆儿"，大了就跨入超重或肥胖领域，这是一个衡量胖瘦的标准。但是也有 bug！我们都知道肌肉的比重比脂肪大，一个"肌肉棍"型的人看着可以一点都不胖，但是体重却不轻，这样换算过来 BMI 的值都能跟肥胖的人相比了。所以说，这个数值也就对一般普通人有些参考价值，对职业运动员、立志成为肌肉男的人来说，不必太在乎。

开始做梦

看到自己的身体数据，有点慌乱：基础代谢率 1350 多（健康参考值为 1800 以上），体脂率 23.6%，内脏指数 8，BMI 值 28.3——这可是提前步入中年的状态啊！

然后，还要再做几套运动来进行整体评估。做一组 20 个俯卧撑，每次俯身下去停留 2 秒——耗时 97 秒，还不包括最后 4 个基本都是肚子贴地了。双腿伸直做体前屈，看手指尖能超过脚尖多少——12 厘米。单脚跳凳 10 次——上下都挺稳，基本不晃。拿皮尺量一下腰围和臀围——腰臀比 0.91，已经高于了 0.9 的临界值了！

于是，私教得出了以下结论：协调性、平衡性、柔韧性都还可以；肌肉力量一般，肌肉爆发力和耐力较差；身体指数全不合格——不过，还有救！每个礼拜最少来两次，每次不少于一个半小时。

然而，当他知道我是奔着肌肉梦来的时候，先是感叹了一下我的美好愿望，然后就制订了新的运动计划——每个礼拜最少 3 次，每次不少

Tips

一般来说，一次训练课的时间以不超过 90 分钟为宜，如果有特殊训练目的，总训练量很大，没办法调整，那可以把一次训练拆分成两次来进行，岔开时间进行。

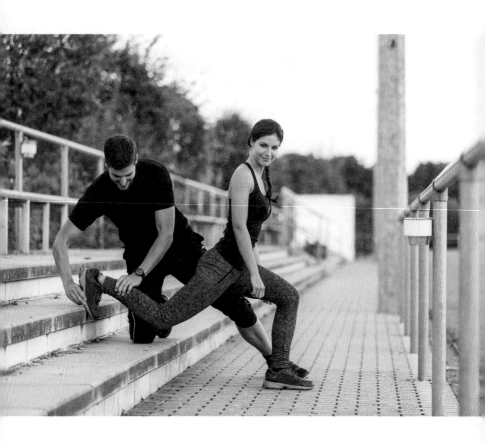

Tips

"出汗多少"不代表"减脂多少"：脂肪完全分解后是二氧化碳和水，这没错，但这部分水会进入内环境参与生命活动，排出去的相当少，所以并不是脂肪直接分解成汗液排出体外。

生长肌肉是一件很难的事情，即使有了足够的睾酮分泌，还需要力量练习和极好的饮食控制，多组数、大重量的力量训练（健美训练），高碳水、高蛋白的多餐饮食，差不多每种营养物质都要提高摄入。对于男性，增肌是以年为单位的。

于两个小时，这还不包括之前的热身和之后的有氧运动！

之后的两个月，我乖乖地执行了计划，每周练5次，每次两个小时，有好几次练到最后累到5千克的哑铃都举不起来，差点砸脸。

说完了频次安排，接下来就来说说教练的内容——很传统的练肌肉模式，一周3次，每次一个大肌肉群：胸—背—腿，然后每个部位再细分出几个动作，每个动作几组等等。

练完力量，再去跑步机或者椭圆机上耗半个小时，速度可以不快，为的就是再消耗。因为此时身体里的糖原都跑到肌肉里去了，再做有氧运动，就得启动脂肪功能了，说白了就是纯耗脂肪。那效果相当明显，眼瞅着汗水狂流不止，心想这都是脂肪啊，于是就更有动力继续坚持。不过，这个时间也不宜太长，因为由脂肪转化出的能量每天是有数的，再多就得靠分解蛋白质了。蛋白质，那可是要用来长肌肉的！

历时一个礼拜三次课，我已经完全掌握了流程，然后就很没良心地"卸磨杀驴"，不再雇那个私教，自己练起。健身房里有一个好处，就是每天老是那一小撮人在一起练，一起聊，只要你没有社交恐惧症，用不了几次就能混熟，然后他们也会像私教一样帮你"保护"，或者传授点经验。然后你就越来越熟练，姿势和方法也进一步得到巩固。

突然有一天，我无意间对着镜子的时候，发现自己的身体竟然有了一点肌肉的模样，那种兴奋劲儿就跟"吾家有女初长成"似的。男性朋友可能都有这种雄性激素作祟的心理：这可是肌肉呢，不得显摆显摆！说白了就是自信和动力来了，也不管那些比你练得不知好多少的人，只要有机会你都想露一露，觉得自己好像跟他们差不了多少。

不管怎样，我为我的肌肉梦努力了，也开始有效果了。假以时日的坚持，这项人生目标，应该就快达成了。

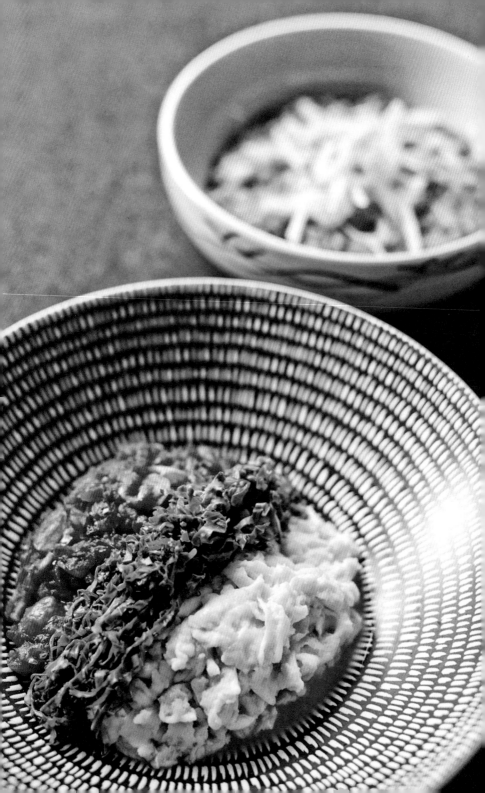

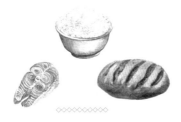

不靠谱减肥法 × 运动谣言 = ？

减肥法的童话

健身也好，减肥也罢，运动和吃是必然绕不开的两大方面。信息大爆炸的时代，这个领域自然也不甘落后。怎么吃、怎么动的独门秘方好像每个人都知道几种，很多人也做了一些尝试，但是成功者一定是符合"正态分布"的。原因肯定有很多，我觉得一半是个人原因，一半是被不靠谱的方法给忽悠了——就好像北影厂门口聚集的那些群演，都怀揣着自己是下一个宝强的梦想，却不知道路子对不对、适不适合自己。

简单说，"管住嘴、迈开腿"这六字真言最精辟，但也就是因为太浓缩，以至于衍生出了各种靠理论臆想出来的办法，以及个别极端成功人士的案例。然后，盲目的信奉和对成功人士的崇拜，成就了健身减肥的"百家争鸣"，每种方式还都有"信我即瘦"的自信。

我身边的各种朋友都尝试过多种方法，有的的确有效，有的很痛苦但也有效果，有的发生了反弹，有的压根就没用。什么"辟谷""苦瓜

＋生茄子""过午不吃饭"……简直太多了。先不去判断它们是否有用，让我们对这些司空见惯的方法来进行一下分析。

以下就是我的研究结果，纯属个人看法。先来说说那些五花八门的减肥法。

哥本哈根减肥法：使用者是我的一位男性友人。这是一种很严苛的、靠控制饮食来减肥的方法，我觉得它跟"斯德哥尔摩综合征"是一路，时间长了都会让人迷失自己。简单来说，就是制定一份严格而单调的食谱，一日三餐只有早餐可以吃一点全麦面包，中午和晚上都只吃少量的肉和蔬菜。这种减肥法缺点太显而易见，那就是单调乏味得让人难以坚持，是标准的实验室理论方法。对那些习惯了以碳水化合物为能量来源的人来说，如果坚持不下去，反弹就是必然。

杜坎减肥法：俗称"酱牛肉减肥法"，粗听下来挺不赖的，顿顿吃"月盛斋"吃到饱还能减肥，但问题就在于，你只能吃它，而且是长期的。我表姐是这种方法的忠实拥趸，效果确实明显，一个月掉十来斤肉轻而易举。说白了，这种方法的原理就是只靠蛋白质作为食物来源，酱牛肉也可以换成鸡胸肉或者鱼肉。因为蛋白质消化的时间最长，饱腹感也最强，但长期坚持也是很有难度的，而且长期摄入过量的蛋白质也会对肝和肾造成负担。

轻断食减肥法：每周有一到两天"绝食"，只吃一点水果或喝蜂蜜水，有点像"辟谷"。我爸都六十岁的人了，突然有一天开始信上了这个，还号称可以排毒。其实对于经常暴饮暴食的人来说，一周有这么一两天断食，确实对清空肠道和缓解高热量堆积有一定好处，但对于已经开始节食和运动的人来说就不适合了，这种减肥法会造成能量摄入不足，甚至导致内分泌紊乱。

单一饮食减肥法：曾经有则新闻说一个美国人三餐只吃土豆，吃了

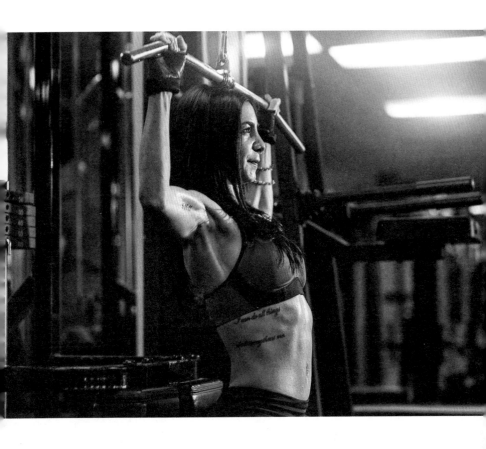

Tips

哥本哈根饮食法本质是高蛋白饮食，原理是通过提高蛋白质摄入量，限制脂肪摄入量，大幅度降低碳水摄入量来达到减肥目的。高蛋白、低碳的饮食短时间内效果明显，体重下降快，但如果长期坚持高蛋白、低碳的饮食，对身体的影响就大了。由于长期碳水摄入不足，蛋白质过高，人的体能和精神状况会受到严重影响，四肢乏力、精神萎靡不振、身体出现异味、口臭等，严重者会昏迷，这都是由于"酮症"造成的。

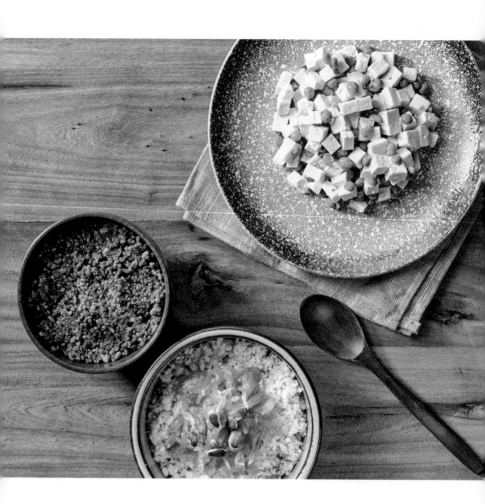

有氧供能的供能特点是"能量（ATP）生成速率慢，但生产能力强"，所以有氧运动的特点一般是"长时间的、持续性的"。无氧供能的供能特点是"能量（ATP）生成速率快，但生产能力低下"，所以无氧运动的特点一般是"短时、爆发式的"。

俩月瘦了 40 多斤，这跟"7 天苹果减肥法"之类的应该是异曲同工，说到底都是因为营养的摄入单一且不足造成了体重减轻。时间长了，不光难以坚持，还会营养不良。

所以说，这些减肥法并不具备普世性。实际上，吃跟减肥或者健身，并不矛盾。吃得对，路子才靠谱。比如，碳水化合物和脂肪并不是减肥的敌人，碳水化合物是能量的来源，正如老话所言，"吃饱了才有劲儿减肥"，倘若人体内没有一定的碳水化合物，又怎能有力气去运动？况且，增加肌肉也得靠碳水化合物驱动，才能让蛋白质合成肌肉。同样，减肥的目的之一虽然是减脂，但并不代表你不需要摄入脂肪。一定量脂肪的摄入，对维持身体器官的运转反而有好处。

在我刚开始减肥和健身的时候，并没有意识到这点。我每天尽量少摄入热量，尽量不吃碳水化合物，妄想单单只靠补充些蛋白质和加大运动量就能实现"肌肉梦"。现实却是几个月下来，我确实变瘦了，但是减掉的不光光是脂肪，还有肌肉，我变得很瘦，有了肌肉线条却不丰满。很显然，饮食有问题，身体已经发觉了摄入不足的问题，开启了节能模式。于是，我开始调整自己的饮食：碳水化合物必须吃，蛋白质和蔬菜水果要多吃；有些则是少吃和不吃，比如油炸食品和甜点。

有氧运动没用？

另一方面，如何通过运动来达到减肥和健身的目的也经常困扰着很多人，简单说就是不知该做有氧运动还是无氧运动。大多数人的认知是有氧运动能减脂，无氧运动会增肌。不客气地说，这种理解有点肤浅。

跑步、骑车、游泳是人们在减肥过程中最常参与的运动。进行这些运动时，人们还可以对照时间来计算消耗了多少千卡。最开始，我也这样迷信，认为这是减肥最有效的方式，但其实并非如此。

现在跑步越来越流行，我也算是比较资深的跑者。但是随着跑步的次数和时间的积累，我才意识到这个方法有点"坑"。打个比方，跑五公里的路程，在速度快的情况下，我通常花费 21 分左右，慢的话用时 25 分，快慢之间相差了 4 分钟，但消耗的热量几乎无差，要知道跑 21 分钟可是很用力的，为什么会没差别？这可以用"卖油翁"的故事来解释——熟能生巧。

当人长时间做某种有氧运动后，一切就发生了变化。运动不再是以耗能为主，也不再是增强心肺功能，而是将身体规划成做这项活动最有效的低耗能方式，从而让你做动作更有效率。这时，人需要的力量和氧气也会比以前少，神经系统也跟肌肉达成了默契，没用的动作不必再做，有用的动作更加精炼，不需要收缩的肌肉可以放松下来，消耗自然也就少了。不信吗？你可以让一个马拉松健将试一下，按理说这种人的体力做任何有氧运动都没问题，但事实却是倘若让他改骑公路自行车，用不了 20 公里他就会气喘吁吁。

另外，你的身体也会趋向于往适宜这项运动的方向发展，最简单的例子就是长跑运动员都是精瘦的。而你若想在长距离有氧运动上有所突破，那势必就不会变成一个肌肉男，想做肌肉男就不要在长距离有氧运动上太过计较成绩。以我现在来说，要维持 80 公斤的体重和肌肉比例，5 公里跑 20 分钟应该就是极限了。有氧运动并不会使肌肉发达，因为它刺激的是肌肉中的慢缩肌纤维，而力量和肌肉块儿，主要倚赖的是快缩肌纤维。有氧运动时间一长，那些快缩肌纤维就会被消耗掉。

举个实例，跑 5 公里通常消耗 300 千卡左右的热量。要知道，这里显示的 300 千卡可不光是跑步消耗掉的，而是在跑步这段时间内，消耗的能量总和，其中包括了新陈代谢消耗的量，差不多有 90 千卡，剩下的 210 千卡，也就是一听可乐的能量。

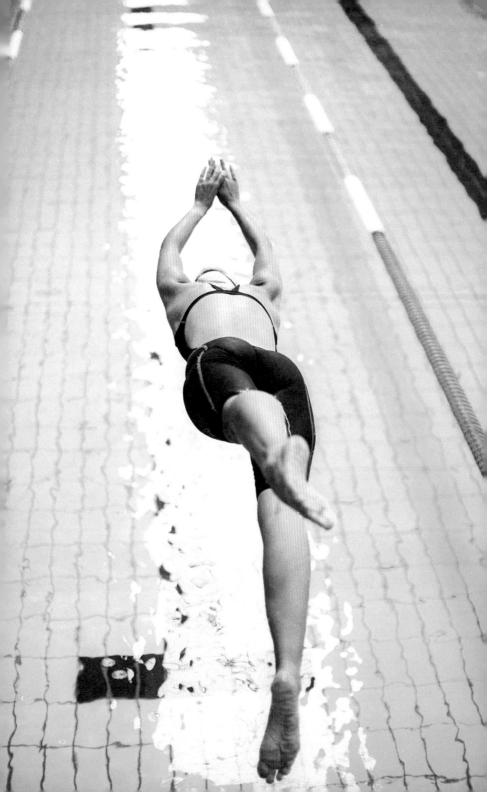

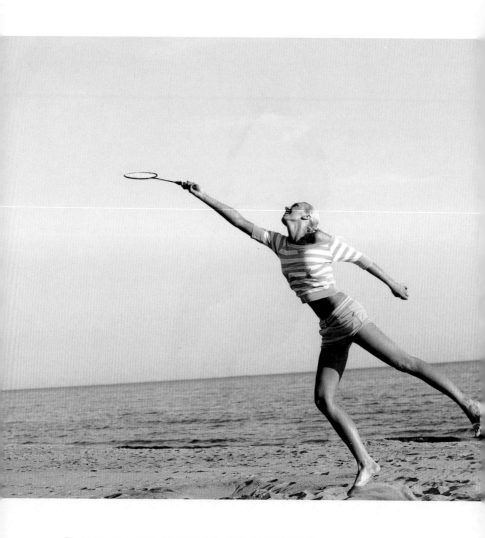

Tips

进行力量训练时，相同肌群不宜天天做，因为肌肉需要恢复。比如负重深蹲练习，你天天蹲，没有休息，下肢是很难恢复的（专业训练除外或者合理的训练强度和训练量）。较高效的训练方法是分化训练。

　　所以说，持续长期只做有氧运动，既会消耗肌肉，也会降低能耗。算一笔账的话：减少了肌肉意味着降低了每天的固定耗能，效率降低的有氧运动耗能也在损失，里外里人累个半死，却没有多少实际净消耗。再赶上跑完一饿，刺激了食欲，得，你不光没消耗，还净添了不少热量。这也就是为什么全世界那么多人都在做长期有氧运动，却没有瘦下来也没有变强壮的原因。

力量训练才是王道！

　　讲真，力量训练才是减肥和塑形的王道！好多人以为力量训练就是健美运动员练的那种——举特别重的杠铃、铅块，最后练出一身疙瘩肉——那真是太片面了！力量训练只是需要你付出力气，让你的肌肉有用力收缩的过程，对肌肉有锻炼效果即可，跟哑铃要多重、是不是要练出大肌肉块儿不是对等的关系，完全不是！

　　很多女同学都是听信了坊间谣传，觉得只要是练力量，就会把胳膊腿儿练粗，如果这样下去，夏天穿裙子可怎么得了。肌肉这东西，你不补充大量蛋白质或氨基酸，它是不会充盈和长大的，甚至还很有可能因为消耗太多而变细。同时，肌肉用力所消耗的能量，要比有氧运动多，补充和修复也需要耗费很多能量，所以这才是最有效的耗能减肥方式。女同学不一定非要能举起多大重量，能举 5 磅的哑铃就差不多了。至于为了练肌肉，怎么刺激、如何补充等问题，私教和新结交的健身朋友都会告诉你。

Tips

生长肌肉需要一系列复杂的激素调控，其中一种激素至关重要，叫睾酮。女性的卵巢能分泌一些这种激素，但量极少，所以女性想要生长肌肉是比较难的。

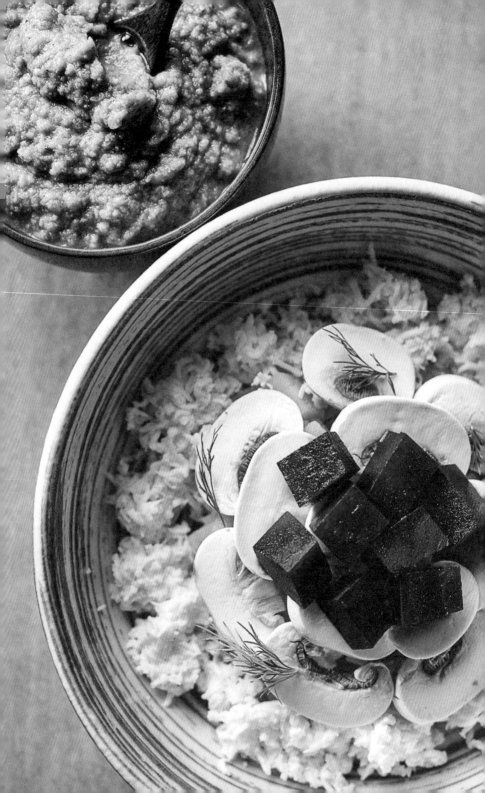

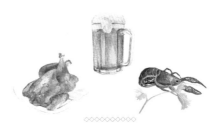

用代谢率治愈"神经病"

我是一个神经病

我变成了一个神经病，不折不扣的神经病。

我不关心粮食与蔬菜，也不关心房价和股市，而是时时刻刻在意每种食物包装上的"营养成分表"——跟我一样的病人不在少数。

在这个时候，我衷心地认为国家食品药品监督管理总局的这项规定英明神武——每种食物的包装上，都必须标有一个表格，上面详细写着里面的吃食含有多少营养成分，每100克能提供多少能量、多少脂肪、多少蛋白质、多少碳水化合物。看到这些后，我就能快速地进行换算。1000千焦相当于239千卡，跟5公里慢跑所消耗的能量差不多，又相当于"举铁"20分钟。

自然而然地，就能将进食量与运动量进行换算，比如一杯泡面等同于慢跑一小时，喝一杯酸奶相当于白做了8组卧推。后果就是要么忍住不吃，这样可以少做多少运动；要么就是吃完怀着愧疚的心，玩儿命练，把吃进去的消耗掉。

为了不影响亲情和友情，约饭、聚餐、小酌在所难免，而且又不能显得跟别人各色——别人点了大份儿的烤肋排、炸鸡翅和啤酒，你怎好意思在自己面前摆一盆油醋汁的蔬菜沙拉，若敢这样，用不了几次就该友尽了。于是，一面笑脸相迎地说"好啊好啊，我也正想吃这个"，一面默默记下菜品，然后把它们脑补成10公里慢跑或是2小时的力量训练，列入回家后必须要做的几件事。

这样的生活大概持续了3个月，我就像算计钱一样算计着自己每天摄入的能量，只不过，越亏心里越高兴，盈余了反而很懊恼，生怕耽误了自己的塑身大计。

直到有一天，我突然想明白了两件事：

第一，好歹咱上大学也是学过营养学的，那些食物的营养成分都是在实验室里，用彻底燃烧变成灰分来模拟完全消化，然后再进行测算得来的，是实实在在的理论数值。人是不可能完全消化到那个程度的，跟我一样病态的人，其实忽略了"消化率"这个东西。再好的肠胃，消化率也只有90%左右，简单说，人非貔貅，拉出来的屎也是有能量的。

第二，别以为不运动，人就没有大规模的能量消耗。铁一般的事实就是，如果人一天什么都不干，就生躺着，哪怕连眼都不睁，也会消耗掉巨大的能量，学名叫"基础代谢率"，差不多一天能消耗1300 ~ 1800千卡。说白了，就是人活着所消耗的能量代谢，用来维持心脏跳动、肠道蠕动、毛发生长……想想为什么一觉醒来常有饿感，因为睡觉是身体在进行自我修复，排毒、组织修复等，那可是要消耗很多能量的，8小时睡眠所消耗的能量，差不多能占基础代谢率的50%。如此算来，基础代谢率处于上限的人，跟处于下限的人相比，相当于一天多消耗了一个"巨无霸"汉堡。

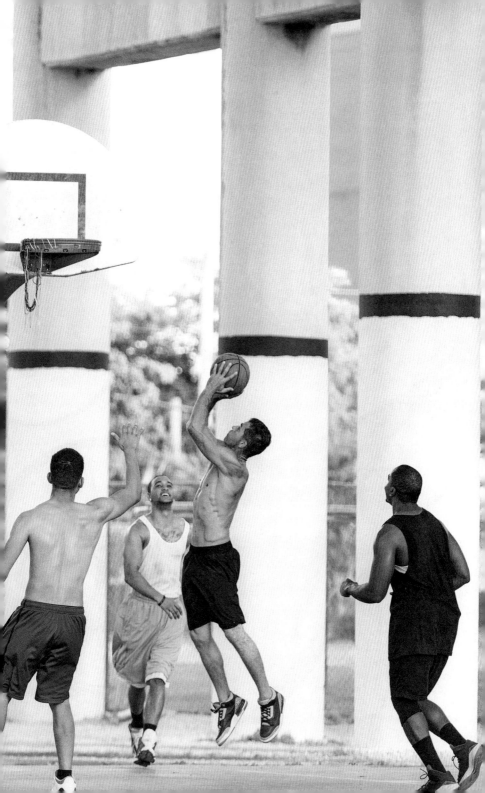

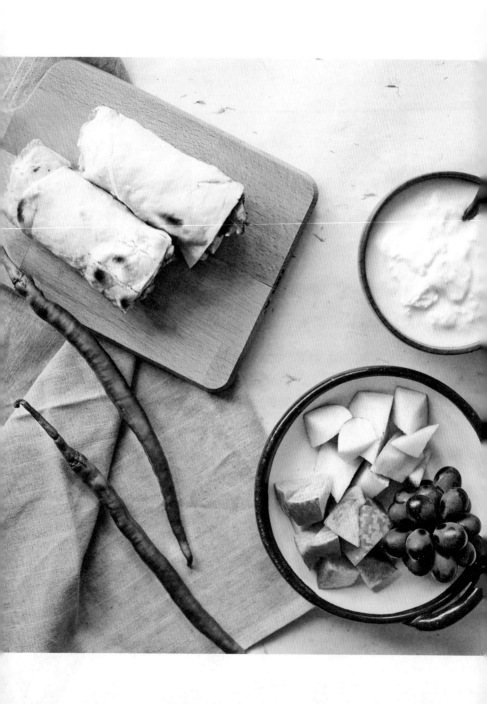

于是，我的神经病逐渐自愈，在坚持运动消耗的同时，开始想办法提高"基础代谢率"，结果发现它跟"吃"有很大关系。

吃·改变

想要提高基础代谢率，就得先搞明白"它是谁、从哪儿来、到哪儿去"这一系列看似哲学的问题，马克思教导我们"透过现象看本质"，正好可以学以致用。

有些东西是人力无法更改的，比如心脏的跳动、肠道的蠕动……它们消耗的能量基本上都是定值。但也有些是可以改变的。最简单有效的方式，就是增加身体里肌肉的含量。还是用数据来说话，1千克肌肉，在不做任何收缩舒张的情况下，每天也要消耗80多千卡的能量，这个值是脂肪的8倍。于是可以得出结论：身体里的肌肉越多，每天凭空消耗的能量就越多。

别忘了，举铁只是长肌肉的手段和途径，无法形成肌肉的原料补充，所以再怎么练也是白搭。问题的根源就又回到了摄入上——加强高蛋白质饮食，如牛奶、瘦肉、鱼虾、鸡蛋等。然而，问题又来了，之前说过关于消化率的bug，蛋白质可是食物中消化率较低的种类之一，最高也不到60%。更何况，以人的天资来说，一个月拼死拼活，也只能涨1千克肌肉，这就需要在有限的食物中，选择蛋白质含量高且消化率也得高的食物。

这个时候，你会发现食品的营养成分表有了新用途，在此有必要看一下蛋白质含量。拿牛奶来举例子，中国的奶牛大都是纯种荷斯坦牛与中国黄牛杂交后的中国荷斯坦牛，这种牛产的奶乳蛋白含量不太高，每100毫升里只有3克左右，相比于纯种荷斯坦牛牛奶的3.5克，低了不少。而英国娟姗牛牛奶的乳蛋白能达到3.6克。以中国人一天要喝1升牛奶来说，一个月下来，足足少摄入了约 100 多克蛋白质，要知道乳蛋白的消化率可是蛋白质里最高的。若是再把牛奶转化成酸奶，有一部分乳蛋白还会被乳酸菌分解，那么蛋白质的含量就更低。

说完吃什么，就该说怎么吃了——怎么吃对基础代谢率的影响颇大。如果从基础代谢率峰值上看，它的最高峰是餐后 1 小时和运动后 2 小时。前者是因为肠胃在那时开始进行深入消化，将食物精细分解并加以吸收，这是个非常消耗能量的过程，特别对蛋白质来说，它的消化过程是所有物料中最长的，大概能持续到餐后 2 小时左右。你想啊，既然还在消化就不会饿，这就变相延长了饱腹感，"吃肉比吃粮食扛饿"就是这个道理。基于这个峰值，咱们来说说进食频率。假设人一天要吃掉 2 千克食物，分 3 次吃和分 5 次吃，摄入的能量总量是相同，但分 5 次吃相当于开启了 5 次消化模式，这就得消耗更多能量，所谓"少吃多餐是王道"正是这个原理。

而运动与吃的关系则是这样的：在肌肉运动中，肌肉中都会发生乳酸堆积和肌纤维撕裂，人体在修复和清除垃圾的过程中，也会消耗大量能量，所以在运动后的两个小时以内，基础代谢率很高。同时，修复的原料主要是蛋白质，也就需要补充优质蛋白来维持代谢率的峰值，这又跟之前所说的形成了一个相辅相成的循环。

当然，提高基础代谢率这个事儿可不能立竿见影，甚至三五个月都未必有多少改变，毕竟你身体可有着二三十年的老底子，但一切贵在坚持。有了高代谢率，在塑身期间能吃得踏实一些。

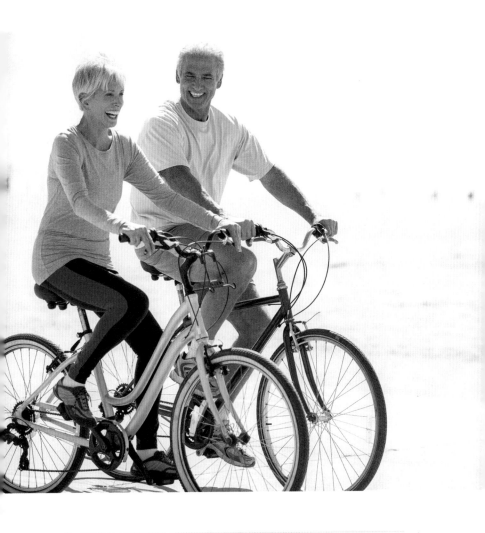

Tips

常规的力量练习和有氧练习都能提高日常的消耗，也就是提高基础代谢率。
适度的训练会渐进性地提高人体机能，因为人体对训练有个广义上的"超量
恢复"的过程（包括肌肉、神经募集能力等），这个过程依靠饮食和休息。

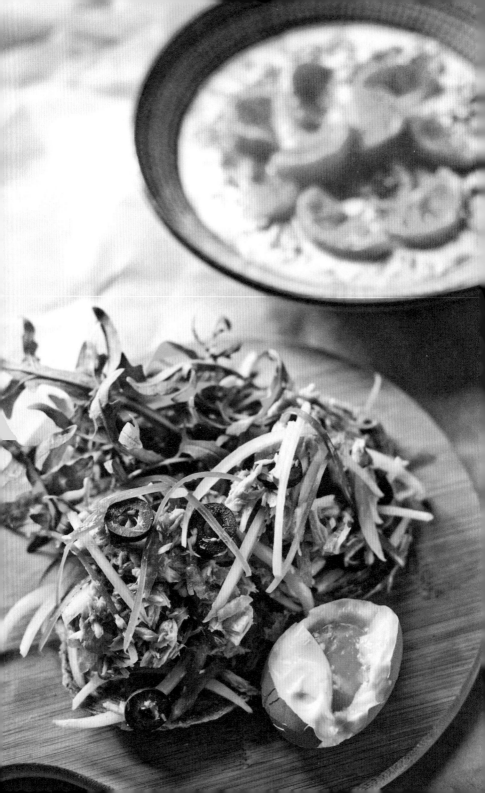

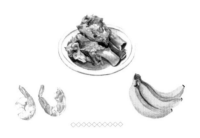

只和自己比

得知道自己吃几碗干饭

运动应该是最容易让人产生好胜心甚至盲目自信的活动，特别是对男性而言，在雄性荷尔蒙的刺激下，好勇斗狠的本性暴露无遗，再赶上是跟同样的一群人在一起，就比如在健身房里，三两个人围在一起练一个肌肉群，有帮着给你保护的，有跳着脚给你加油的，肯定也有指指点点甚至不服的——没准你就是那个不服的，即便嘴上不说，未见得心里不这么想，然后撸胳膊挽袖子，一股老子还不信邪了的劲头，握住杠铃……

有很多在健身时受伤的情况，都是因刻意追求不切实际的重量而造成的，当然，还有一些是训练量过大等的"后遗症"，这是后话。如果不是长久混迹健身房的人，有时候还真的很难把握自己到底能举起多重的杠铃，特别是在那些没有辅助保护设备的器械上，提不起来倒还好，要是强行做卧推、深蹲一类的动作，那可是很容易出事故的。

　　我曾经亲眼见过一个小哥做卧推时，颤颤巍巍推起了前一个人的杠铃，毕竟有骨骼的支撑勉强挺住，可收下来的时候就悲剧了，力量不够，差点没让杠铃杆压断了脖子，多亏旁边有人跑过去帮他提了一把。当然，这样的悲剧我也曾经发生过，好在重量不是很大，只能让杠铃杆顶在胸上，然后往肚子上滚，最后才无比尴尬地坐起来，环顾四周确定没人在看我，再默默地把杠铃放回架子上……

　　每个人的身体状况都不一样，健身减肥不赢房子不赢地，可以较劲但别玩儿命啊。后来，我的心态慢慢变了，不跟别人比，只跟自己比，但这并不意味着可以退缩，还是要尽自己最大的力量。我查阅了人体运动学方面的文献，综合后给自己定了个大概的标准：一个正常体魄男性的卧推重量，应该不少于自己的体重，深蹲的重量则是自己体重的1.5倍。所以，最开始就先朝着这个方向努力练，但切记不要急于求成。

　　毕竟，做力量训练最重要的是保证效果，让那块肌肉群孤独而充分地用力，实现锻炼的目的。最后的结果不是你能举起多重，而是身形能有何变化。况且，强加不属于自己的重量还很容易因为动作变形而拉伤肌肉，到时候想练都没法练了，更得不偿失。

　　除了重量上要对自己有清楚的认识，训练时长上也该有策略，并非越长越好，尤其是对肌肉来说。我曾经有一段时间每次会在健身房里泡上3个小时，以为这样能消耗更多的热量。但是，为了达到这个目的，就只能降低杠铃重量，而且每个动作还要反复重复很多次，这样下去真的很枯燥。有的时候到最后连5公斤的哑铃都举不起来，还有一次推举时因为实在举不动，被哑铃砸到了脸。其实这样的效果可能远不如短时间大重量的锻炼效果，而且会让肌肉很疲劳，增加受伤的风险，同时也会降低脂肪氧化功能的效率。

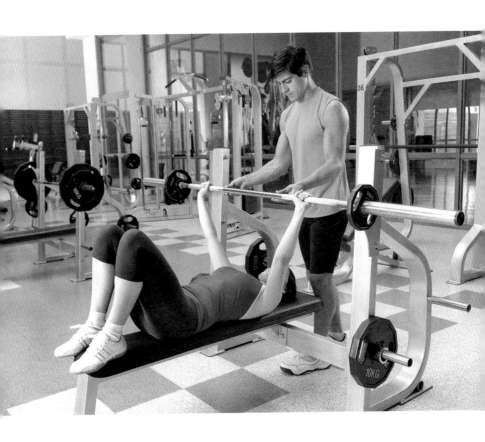

Tips

过度训练的本质是"恢复不足",简单讲就是身体的"恢复"追赶不上训练对身体的"破环",久而久之就出现了过度训练。只有训练负荷稍稍超出自己的能力范围,才能让身体素质得到提高,超负荷是成就冠军的武器,也是过度训练的元凶。如果超负荷训练的持续时间过长,超出了运动员对训练刺激的适应能力,量变引起质变,就会进入过度训练阶段,此时运动能力会突然下降,生理心理出现问题,并且很难恢复,通常需要数周甚至数月的时间才能恢复。

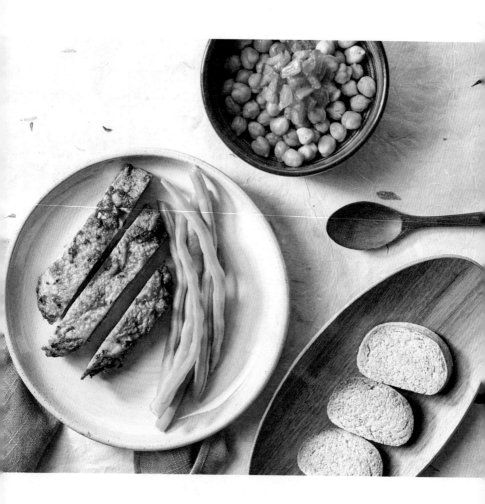

Tips

局部减脂几乎不可能，脂肪全身性消耗，这在健身界是共识。"练哪儿瘦哪儿"
只是大众的一厢情愿（"练哪儿大哪儿"是可以的，因为肌肉可以选择性肥大）。
不管你哪儿胖，都需要系统地减脂，需要一定的运动量和一个良好的饮食控制，
而不是每天简简单单坚持几个动作就能见效。

一个一个戳穿它

前面说的都是我自己实践过的，而除了这些，很多人在减肥或者健身时，还存在很多误区，有一些还是"想当然"的错误认识，比如：

局部减肥：一到减肥季，好多人说，我胳膊肉太多，我小肚子肉太多，我大腿肉太多。然后，就开始针对这些部位开始甩肉计划：为了减肚子一天做好几百个仰卧起坐，也不怕得"肌溶解症"。然而你就算每天做上千个仰卧起坐，它起到的效果也正是强健你的腹肌，而不会给你带来 6 块腹肌的视觉效果。

为何？因为脂肪的减少是一个全身同时进行的活动，只有全身脂肪都降低到一定水平，小肚子才会平坦，甚至出现 6 块腹肌。否则，单纯的腹肌训练只会将腹部脂肪向外推，让它更明显。所以，好好吃饭，好好锻炼，多做力量训练才是减掉脂肪的最好办法。

肌肉与脂肪互相转化：有些人在有了些健身效果后，都会说这是脂肪转化成了肌肉，但它们其实是由两种完全不同的成分组成的。这个看似转化的过程其实是脂肪被消耗，肌肉在增加。至于肌肉男超时间不运动就会变成赘肉男，也是因为摄入的热量过多，而肌肉不经受刺激导致代谢下降、肌肉量减少造成的。

力量训练会变成肉疙瘩：这个话题多见于女性，成为她们经常躲避力量训练的借口。这一点我之前已经说过几次，没有摄入就不会有增长。那些健美先生、金刚芭比，他们都是要进行大量额外补充的，蛋白粉、增肌粉、肌酐、肌醇甚至类固醇，只有这些才会让他们的肌肉达成这般效果。对于正常人来说，这是不可能的。女性在长时间的力量训练配合完善饮食后，一个月顶天了也就只能增长 0.2 千克的肌肉，男性则是 0.7 千克，怎可能迅速变成肌肉棒子呢？

男女力量训练大不同：虽然在生理上男女的差异很大，包括肌肉线条、脂肪分布和比例，但这并不妨碍运动方式的选择。好多女性害怕自己肩膀变宽，背部变厚，于是经常刻意回避上肢力量的训练，但这其实完全没必要。而男性也经常做上肢的力量训练而忽略下肢，健身房里有句俗话："健身不健腿，早晚会后悔。"下肢力量的训练也会对全身肌肉的增长有帮助，而且分泌雄性激素的部位，恰好就在下半身哦。

肌肉形状可以改变：很遗憾，肌肉的形状主要取决于基因。打个比方，有些人拼死锻炼，腹肌也只有 6 块，有些人则是 8 块，这是由基因决定的。因为腹肌上分布着三横一竖，4 道筋膜肌鞘，看起来把腹肌分裂成几块，尤其是竖着的一道，如果下端退化或较弱，则不会出现分块，也就只能有 6 块腹肌。所以，任凭怎么练都无法改变肌肉的形状，你能做的只是改变它的大小。

练完"吃"很重要

前面说过，肌肉是靠摄入的蛋白质和氨基酸来合成的，没有充足的摄入，肌肉不仅不会长，还会大幅消耗，同时没有一定量的碳水化合物，身体也很难进行由原料转化为肌肉的过程。当然，除了这些最基本的，运动后怎么吃也是很有讲究的，不是不吃就会瘦，有时候反而是吃了才会瘦。

首先，我觉得要搞清你每天大概消耗了多少热量、摄入了多少热量，然后根据这些数值来估算，才能得出你要吃多少、怎么吃和吃什么。不然，盲目的不吃、少吃或者瞎吃，可能根本起不到你想要的作用和效果。

前面说过"基础代谢率"这个概念，基础代谢率加上运动消耗的能量，差不多就是你一天消耗的总热量。

如果你想减肥，就得让每天摄入的能量要比消耗的少 800 千卡左右，这样就能实现每周减重 1 公斤左右的目标——这是比较理想的量，减得

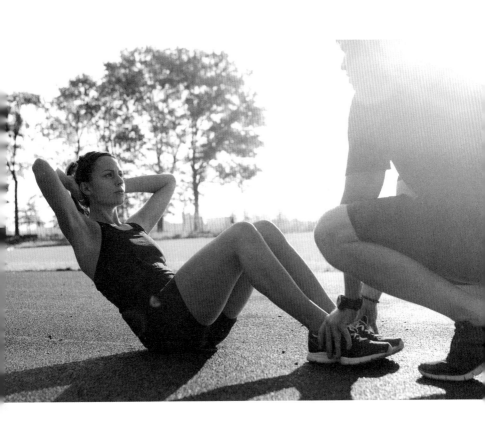

太快反而对身体不好，身体的应激反应会开启保护模式，减缓代谢率来降低消耗。我曾经就因为减得太快，导致皮肤出现松弛，同时曾经的"脂肪肝"因为脂肪消耗太快而在肝脏表层出现了一层夹膜，做 B 超的时候竟被误认为是肝炎，让我去化验"两对半"。只有稳扎稳打的减肥，才会避免肌肉衰退、阻碍肌肉生长和减肥反弹。

如果你想增肌，那么就需要每天摄入的热量比消耗的热量多 500 千卡左右，才能够让肌肉有能量也有原料来合成，当然前提是你吃的食物得是蛋白质含量较高的。每公斤体重每天需要 2 克左右的蛋白质。碳水化合物也不能少，少食多餐是必须的。

其实，增肌和塑形最重要的一餐，就是健身后的那一顿。一般健身后如果能补充 50 克蛋白质和 40 克碳水化合物是最有效果的，而且得在健身后的 90 分钟内摄入。

在力量训练中，肌肉组织都会轻微受损，这就需要蛋白质或氨基酸作为修复补充的原料，至于外面宣传的最有效的"乳清分离蛋白粉""普通蛋白粉"或者"大豆蛋白粉"，以及鱼肉、鸡蛋、牛奶之类，本质上效果其实都是一样的。碳水化合物则会刺激胰岛素的分泌，而胰岛素则有助于把蛋白质运送到肌肉中。如果没有足够的碳水化合物来补充，肌肉很快就会从合成代谢状态变为分解代谢状态，也就是开始分解肌肉来让身体获得蛋白质——这也就是很多人越练越瘦的原因，所以碳水化合物对于健身者来说必不可少。那些健美运动员在比赛前一段时间内不吃的原因，是为了临赛前吃碳水化合物来刺激肌糖原的快速吸收以达到扩充肌肉的效果，这可不是随便能学的。

对于运动和吃的关系，往往是因为不了解和想当然，才会有误区。只要是过来人，就会明白什么是最适合自己的，什么是有利于自己身体的。

Tips

增肌和减脂在训练上其实差别并不大，关键是饮食不同。你的饮食状况几乎决定了你是增肌还是减脂。在锻炼时，要根据训练项目的不同，做好补水和饮食摄入，维持一个合理的碳水化合物、蛋白质和脂肪摄入的比例，碳水化合物建议摄入一天总热量的 55% ~ 60%，蛋白质需保证每天每公斤体重摄入 0.8 ~ 1.5 克。

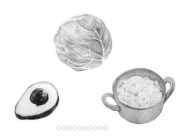

不多，不少，不贪——自控力养成

别让自己太过分

三年前我开始减肥健身的时候，跑步还只是练力量前的热身和练后有氧减脂的活动。那时候我就只是在跑步机上戴着耳机看着电视，设置速度8、坡度5，就为出出汗，给每次健身一个好的开头和一个自己觉得还算过瘾的收尾，从来不关心跑了多远，消耗了多少卡路里，因为即使调成一样的参数在跑，这些值到最后都是不一样的，并无可参考性，况且我的目的只是消耗时间。

后来有个关系很好的同事，说下班约着去奥森（奥林匹克森林公园）跑跑步，便一块儿结伴去了。我还记得那天是个"桑拿天"，我也没带跑鞋之类的装备，直接穿着留在公司里的篮球鞋去的。我好像是第一次有了这种长跑的概念，一圈5公里，跑得呼哧带喘，觉得这跟健身房的跑步机差别也太大了——其实的确如此，跑步机是模拟跑步的过程，向上跳跃的分量要比向前迈步的多，所以对膝盖的冲击力也更大。

瘦：吃亦有道
◇◇◇◇

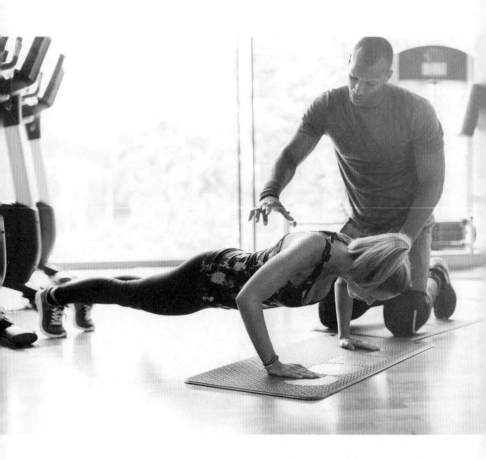

Tips

关于跑步姿势，很多人慢跑都是落地侧重后脚掌，然后滚动到前掌着地，这
是比较常规的落地姿势；也有其他跑法，比如姿势跑法（Pose Running）。
当然也不要太纠结于这个问题，你跑得最舒服的姿势恰恰是最适合你的姿势。
有些人跑步的时候落地声音很大，这不能算是个好现象，你落地声音越重，
在一定程度上说明对下肢（髋/膝/踝）的冲击越大，跑步的时候应该有一种
很轻灵、很有弹性的感觉，而不应该迈着沉重的步子狠踏地面。

不过，这次之后，我觉得跑步真的是一项让我发自肺腑喜欢的运动。从那之后我就经常去跑步，配上手机的跑步软件，再听着歌，有时候一周会去三四次。开始是 5 公里，后来慢慢变成 10 公里、15 公里，但绝不会再多了，至于为什么，我后面会说。那时候跑步的人虽然不少，但也没像现在这样火爆。真的，也不知道是怎么了，跑步这项运动突然就成了全民都会参与的运动，搞得我现在都不敢下班去跑步，因为那里跟节假日一样人满为患，可谓"摩肩接踵"，现在我都改成了早上跑。

我不知道跑步还能火多久，反正我冬天去跑的时候，"奥森"里几乎是没有人的，这季节还来跑的才是真爱。有些人跑步是为了拼装备、博眼球，有些人则是真的很想跑步，借此来健身、来减肥，但后者中又有很多人不得其法。

随着跑步的时髦，跑步跑伤了的人越来越多。其根本原因还是对自己身体的不了解，不是突然一段时间跑量过大，就是跑步姿势有问题，或者鞋不合适。举个例子，太重的人，包括肌肉男和肥胖的人，都不适合长跑跑得太快；走路外八字和内八字的人，不纠正姿势不适合跑太远。赶时髦也应该斟酌自己的身体情况，跟减肥健身时的吃和动一样，都需要自我把控。

都是借口

其实在高峰期的健身房里，你会发现那些体型很好的人，都是些自己独自训练的人。他们通常不会参加有氧操课或者瑜伽班，也没有私教带着持续做项目。你可以说他们熟悉了健身的步骤和环境，所以轻车熟路。其实，更重要的原因是他们本身具备了一定知识和动力，从而能够自行完成健身计划。

很多人对健身知识的匮乏和误解，阻碍了他们的健身热情，也是他们无法全力以赴来让自己尽最大努力去健身的借口。所以，这些人相信传言，需要伙伴，需要别人的督促，结果就形成了恶性循环，鲜少能达到效果。或许，对这些人来说，永远等不到一个完美的健身条件和健身时间，只能依赖外力的因素。就像很多人相互约着办了健身卡，最后成双成对实现效果的几乎没有，今天你有事，那我等你明天；明天我有事，你也随之偷懒。所谓的相互鼓励、促进，更多时候变成了闲聊。有这功夫，找个地方喝茶吃饭不好么？

谁都有这样的经历：前一天晚上下定决心要晨练，可是闹铃响的时候你会告诉自己再眯 10 分钟，然后……一小时后见吧！我相信要是赶飞机，你一定会起来的，所以说，你是可以起来锻炼的，只是你不想而已。

思想上的巨人，行动上的矮子，可能每个人都有这一面。我要健美的身姿，但是请让我再睡半小时；我决心一定要瘦，等我吃完这杯冰激凌……大脑制造借口的能力，超乎你想象！如果在锻炼这件事上，对自己妥协、让步，或者需要别人压迫的激励、监督，说明你还没有做好准备。我曾经给自己定过一个目标，每天要完成 500 次腰腹运动，可以是卷腹、可以是抬腿，即便我半夜两点才忙完工作，我也会花 20 分钟来完成它，绝不让自己偷懒。

其实，真的是这样，一旦你完成了目标，哪怕它是简短的，也会获得巨大的收益，连心情都会好上很多。特别是有了一定的健身经验后，制定目标并完成它，会产生更大的益处。

我曾经在健身房见识了一个格鲁吉亚的大高个儿，这哥们儿特有意思，每次来健身，都会从兜里掏出一张纸，上面是打印好的文字和数字。他每做完一组动作、一个项目，都会用笔打上钩，等钩画满了，就收拾东西走人，干净利索。这就是一个有明确健身计划的人。同样，很多健身达人即便不写不画，他们心里也有这样一个表格。

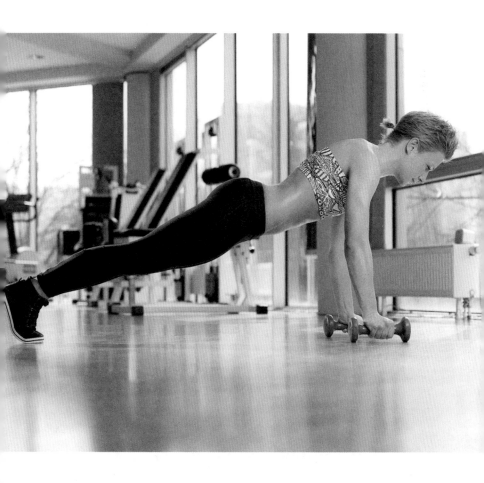

Tips

健身是一个从"量变"到"质变"的过程，它需要很长时间。你想在一两个月内就达到一个非常好的身体状态，这是不可能的。起码是一年后，在保持一定的训练频率下，你的身体才会发生非常大的变化。健身从来都是以"年"为单位衡量训练结果的，这是个"慢活儿"，一定要坚持，不要永远在第一步徘徊。

坚持这个事谁都会说，关键就看怎么做。万事开头难？的确，如果你实在觉得自己自控力不行，就也可以来个自我催眠。跟自己说，就做3组动作，或者我就折腾10分钟。通常，等你做到第二组或者在第五分钟的时候，就开始澎湃了，心说要不再来几组，再坚持10分钟？差不多30分钟后，即便确实有了退缩的想法，也算是完成了一套缩水版的健身套路。当然，能坚持还是好的，制订个健身计划，即便一周运动不了5次，能实现3次的目标，也基本上会有一定的效果，而这花出去的时间你要是真折算一下，也就相当于你人生的2%都不到，用这点时间换一个健美的身材，很值吧！

贪吃对不起自己

对很多人来说，吃跟减肥健身相克。倒不是因为不知道怎么吃，而是难以抵挡吃的诱惑。就像我之前所言，现代人总是需要社交的，出去吃饭、聚会在所难免，面对火锅、烤肉、啤酒炸鸡，身边坐着一圈好朋友，谁也不好意思点一个沙拉。这种情况下，该怎么办？

这个问题是无法避免的，尤其是中餐，很难控制外面食物的原料，哪怕你点的是炒素菜，也会被油汪汪的菜汤吓到。所以，这种时候你需要有策略的自控，尽量不要让自己沉沦。

最简单的方式就是少吃，比如你可以降低自己夹菜的频率，尽量不去吃油腻的菜，在一桌子人又聊又吃的时候，估计不会有人注意你是不是吃的太少或挑剔。当然，还有一个办法，就像很多人为了避免在酒桌上喝大了会提前喝一杯牛奶，或者在聚餐前自己先小吃一顿健康的，这样也能抑制大吃大喝的欲望。如果实在不行，那就只好把它转化成接下来健身的动力了。

少吃多餐其实很好执行，目的就是为了避免一次吃太多，把消化与热量分散开。频率为差不多 3 小时一餐，这样就足以保证身体的摄入量足够而又不多。即便是再有益健身的食物，当然这里说的是搭配均衡的一餐，也不能吃太饱。人要逐渐培养一种吃到不饿即可的习惯，俗称"七分饱"。重要的是还要细嚼慢咽，因为身体感知到饱的时间差不多是在身体已经饱了的 15 分钟之后。吃得太快的话，当你有饱腹感的时候，其实已经是撑了，这种事在吃面条的时候经常发生，就是因为面条都吃得很快。

根据试验统计：一顿饭，七分饱和吃饱，差不多相差了 800 千卡的热量，而吃饱和吃撑，则可能相差 2000 千卡。这就是一顿营养餐和一顿自助餐的区别，2000 多千卡！这得是多少个 10 公里慢跑和多少组卧推？当你开始注重生活品质之后，或许就会明白，吃不在于吃得多好，而是要吃得合适。不贪不馋，也是一种自控的本事，不是没有欲望，而是控制欲望。

Tips

如果采用少食多餐，那就将全天营养素平均分配，每顿都保证有复合碳水（糙米、燕麦等）、优质蛋白质（鸡胸、牛肉等）、适量脂肪（坚果、牛油果等）、充足的维生素及矿物质（绿叶蔬菜等）。

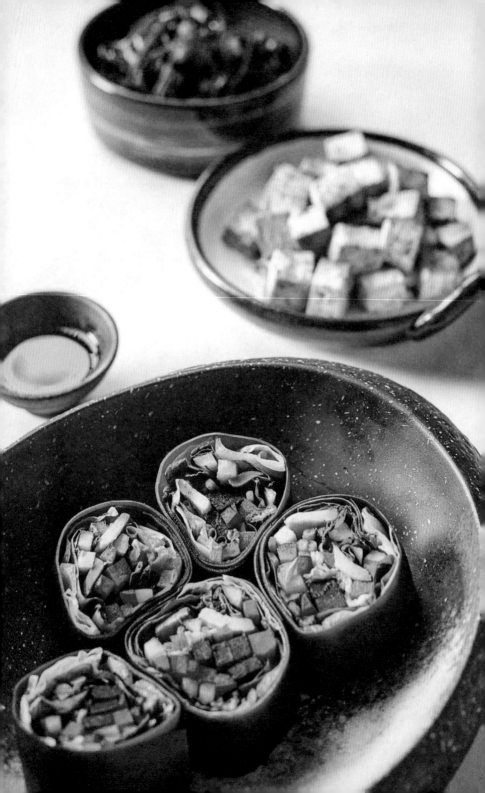

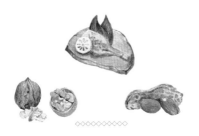

你还不了解脂肪

我为什么会胖？因为囤积了太多脂肪。

为什么要囤积脂肪？因为能量太多了，只好找个方式存起来。

为什么要把能量存起来？因为这是生物进化出来的本能。

为什么要有这种本能？因为……曾经的曾经，生物们经常吃了上顿没下顿，得留点储备以防万一。

如果能回答到这个份上，段位可不算高。健身和减肥的终极目的或目的之一，就是甩掉脂肪，起码让它越少越好。我经常幻想，把身上现有的脂肪都去掉，会是什么样子；要是能把脂肪全都换成肌肉，那得多美。然而，这种想法真的太想当然了。肥肉、脂肪其实还是很难减的，起码越减越难减。

当我魔鬼了一把，从一个体脂 28% 的胖子减到 23% 的时候，也就花了不到一个月的时间，23% 减到 18% 则花了一个多月，而 18% 减到 13% 实实在在用了快三个月，再往后，好像无论如何也减不到 11% 了。

这数据也太不线性了，为此我又开启了研究模式。

其实人体的体脂率维持在 18%（男性）是一个最合适的比例。身材看上去匀称，身体可以很灵活，人耐饿也耐冻，受到较大的冲击也不容易受伤。如果体脂率太高或太低，上述这些多少都会受影响。当然，我说的是自然状况下，如今这个时代，能把体脂率控制低反而更有利于凸显身材，也不会担心挨饿和受冻。只不过，体脂率越低，就相当于在跟人体千万年来进化形成的机制在斗争。简言之，你这边儿拼命减脂，身体那边则开启一系列应激反应，尽量守住那些脂肪，自然而然，减脂就越来越困难。

最重要的是，你这边儿减，嘴却不能停，除非你是吃素的，否则不可能回避脂肪。即便纯吃素，只要不是清蒸、水煮、生吃，也会吃到脂肪类的食物。即便真的是下狠心滴油不沾，也不见得就对你减肥和健身有好处。前面说过，脂肪有时候是朋友而非敌人。

脂肪主要以甘油和脂肪酸组成，甘油是固定的"物种"，脂肪酸却很多变。根据现代人的一般认知，它还分为饱和脂肪酸和不饱和脂肪酸，差异是分子结构上的化学键。再通俗点就是一般动物的脂肪酸都是饱和脂肪酸，而不饱和脂肪酸主要存在于植物和鱼类中，但也不绝对。根据化学键它又分为单不饱和脂肪酸和多不饱和脂肪酸，听着挺绕的，没学过化学的人不太好理解。我觉得只要大概了解哪些食物含有哪种脂肪酸，哪种脂肪酸是对减肥健身有利的就可以了。

饱和脂肪酸：但凡是特别香的油脂几乎都是饱和脂肪酸，比如糕点里的黄油、火锅里的牛油、甜品上的奶油花、烤大肥腰上的那块肥油。饱和脂肪酸并非不能摄入，适量就好。但减肥和健身的人最好不要碰它，因为摄入饱和脂肪酸相当于直接给自己补充刚减掉的脂肪。

单不饱和脂肪酸：在花生油、豆油、芝麻油、橄榄油中，都含有大

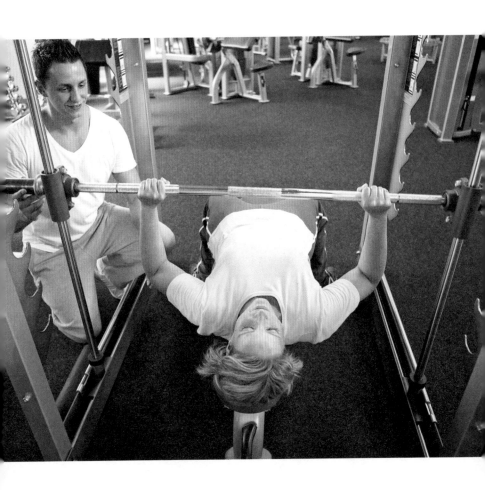

Tips

减脂期间要注意"隐形"脂肪的摄入。不容易被察觉的脂肪来源一般是在加工食品中,例如,香肠的加工工艺就包含脂肪的乳化技术,约 30% 的脂肪含量但是口感上丝毫吃不出油腻感,这是需要注意的。同时类似饼干、肉松饼这类零食,同样存在大量的油脂,减脂时期应尽量避免加工食品,而通过坚果和植物油类健康食品摄取更多脂肪酸。

量单不饱和脂肪酸。脂肪饱和与不饱和的区别就是那个化学键，因为它具备了氧化活性，正如外界宣传的那样，氧化的活性可以预防心血管疾病，对健康有好处，但是说到底，它还是能量物质——这个可以有，但要控制量。

多不饱和脂肪酸：它是比较金贵的油脂，而且对身体的益处更大。一般可以从亚麻籽油、海鱼中获得，传说中的 Omega-3、Omega-6 都是多不饱和脂肪酸，它们的作用可以把饱和脂肪酸转化成不饱和的，对减肥很有益处。平时，吃点亚麻籽和深海鱼油就可以补充了，也别吃太多。

反式脂肪酸：一种天然不存在的东西，是人工合成的。这东西比饱和脂肪酸还过分，不仅会引起饱和脂肪酸所能干的一切事，还有诱发癌症之类的风险。但它就是很好用，尤其是在食品工业中，好定型、保质期长。一般的巧克力涂层类食物都是用它代替可可脂，所以要尽量少吃。

脂肪竟然是有细胞的

前面说过，有氧运动并不是减肥的最好方式，原因是效率太低。但仍有不少人坚信，有氧运动 30 分钟之后，就会开始消耗脂肪。真实的情况是，有氧运动 30 分钟后，脂肪分解供能的活性会大大增强，甚至是阶梯式的飞跃，仅此而已。

Tips

作为烹饪油脂，橄榄油和椰子油是优质脂肪的来源。高油酸含量的橄榄油在非长时间高温烹调中最为合适。但介于高昂的价格，双低菜籽油可作为其良好的替代品。椰子油具有高饱和脂肪酸油脂的性质，适合高温烹调。

如果想在提高肌力素质的基础上控制身体脂肪的增长，可以力量训练后再进行有氧运动。更好的方法是干脆有氧和力量训练分开在不同时间段练习。

为何要存储脂肪呢？自然是因为它有大用途。脂肪在化学成分上与糖类相同，由碳、氢、氧三种元素构成，但相同重量的脂肪分解时却能比糖类释放更多的能量，如1克脂肪含有9千卡的热量，而1克碳水化合物只有4千卡左右的热量。这就意味着，身体储存脂肪比储存糖类划算。当然，脂肪还有别的用途：保温、发热和减震缓冲。如何发热下面会说到，保温则是由于脂肪的"热导性"差，所以皮下脂肪层可以在环境温度骤变时，暂时隔热保温。同时，脂肪有着相对松散的组织结构，能对外来撞击减震缓冲，保护体内脏器。

总之，身体本能地会存储脂肪。而在怎么存储这件事上，它也颇有效率地进化出了一种专门用来存储脂肪的细胞——脂肪细胞。

脂肪细胞在人体内共有300亿个左右，作为进化中的特有产物，必然在功能结构上与一般的体细胞不同。它就像是一个盛有油水的微小塑料袋——细胞膜里包裹的，除了细胞核和极少量的细胞质外，几乎都被液态的脂肪占据着，而且它的伸缩性很好，一个吸饱了脂肪的脂肪细胞，体积可以膨胀到原来的4倍。

脂肪细胞其实有两种：一种是普通的，被称之为"白脂肪细胞"；另一种含有大量褐色的"线粒体"，颜色偏棕，故而人们叫它"褐脂肪细胞"。褐脂肪细胞的作用就是为了发热——它可以将细胞内的脂肪直接分解生成热量，因此也就不会发生脂肪堆积的情况。可惜啊，这样好的脂肪细胞在人体内，只占脂肪细胞总量的2%，主要分布在颈部和腋下这些经常会散热的部位。

至于普通脂肪细胞的分布，主要是基因按照进化规律来安排的，出现在最需要它们的地方。比如腰腹部位，由于周围没有骨骼保护，要保护腹腔里的内脏只能依靠肌肉和脂肪层，因而脂肪相对较厚。通常来说，女性的脂肪主要分布在小腹、臀部及大腿，而男性则囤积于上腹及腰部——所以胖起来后，女性的身材看起来像"梨"，男性则像"苹果"。

两个与胖有关的传说

少年胖，终生胖：减肥有时候也要靠"天分"，因为在人体发育期，除了固定身高，也几乎固定了体形——这都是脂肪细胞造成的。

脂肪细胞除了弹性奇好，可以吸收大量脂肪外，还有一大特点——只要吸饱了脂肪，就会发生细胞分裂，增殖出新的脂肪细胞，即使以后在缺乏脂肪供给时，细胞数量也不会减少。换句话说，脂肪细胞是只增不减的，这就造成了"少年胖，终身胖"的现象。

人体发育有两次高峰——婴幼儿期和青春期。在这两次发育中，人体着重进行的是"数量发育"，也就是各种细胞快速地分裂增殖。如果在这两场大规模的细胞增殖中，脂肪细胞出现因被填满而发生额外增殖的情况，体内的脂肪细胞数量将超过正常人的 2 ~ 3 倍，人也就成了"小胖子"。

等到成年后，不论如何减肥，脂肪细胞永远都那么多，减肥与否的区别只是脂肪细胞是饱满的还是萎缩的——只要减肥行动一停止，继续大吃大喝，就会发生反弹。

怎么吃都不胖 VS 喝凉水都长肉：你总羡慕身边那些怎么吃都不会胖的人，而自己好像喝凉水都长肉，为此，你甚至怀疑自己和他们不是同一物种。其实，只要长时间能量的摄入大于消耗，人人都会变胖，只是身材恢复起来难易程度不同。

通常，当脂肪细胞被填入一定量的脂肪时，会分泌一种被称为"瘦素"的激素，通过神经中枢来抑制食欲并阻止脂肪进入细胞。然而，如果细胞内脂肪量过多，它的分泌就会减少，那些肥胖的人就几乎丧失了这项功能。

"怎么吃都不胖"的人，是由于其脂肪细胞内的脂肪量原本就不多，

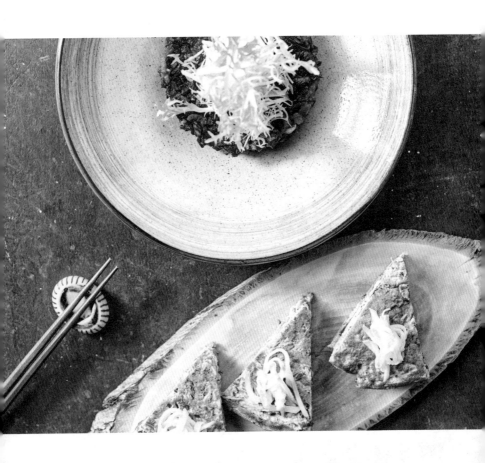

很容易被触发释放瘦素，也就是身体稍有变胖，大脑就会发出信号。即便你强制自己狂吃不止，身体也会在你停止这项疯狂的举动后，逐渐自我恢复，而时间不会超过两个月，是不是有点气人？至于"喝凉水都长肉"的人，多半是"少年胖"的成员。这类人的脂肪细胞数量太多，就算吃进去的脂肪量够多，但分配到每个脂肪细胞的量还不足以触发瘦素分泌，所以很容易体重增加，积攒脂肪。

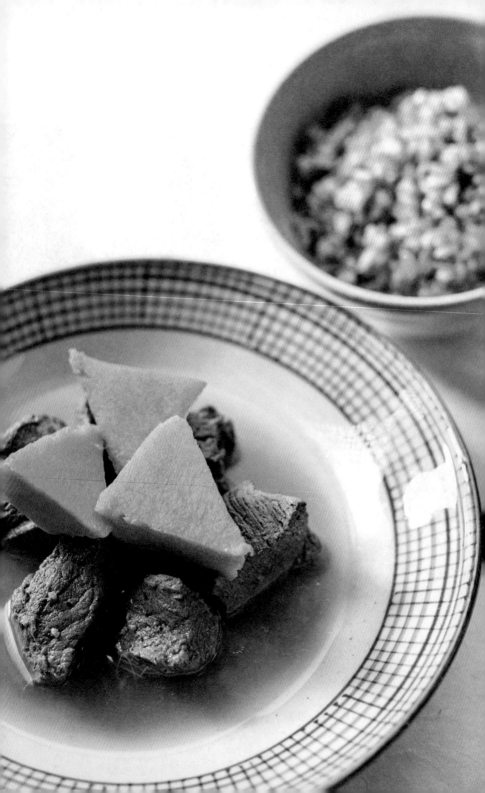

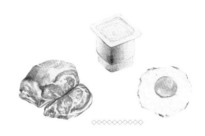

练对了肌肉，不见得吃对了蛋白质

你"会"吃蛋白质么？

现代人吃饭最不缺的是什么？蛋白质！毕竟没几个人不是无肉不欢的（不小心用了一个四重否定句来肯定这件事）。最缺的是什么？也是蛋白质！肉、蛋、奶是人们最主要的蛋白质来源，几乎每顿饭都有，但却并不见得都吃好了。

烧肉（得是梅花肉、五花肉、流星肉、雪花肉这样的肉才好吃，"花"和"星"是肉里的肥膘），炒鸡蛋和油焖笋（油放少了可差点味儿），用黄油来煎肉、抹面包（都特别香，那其实就是牛奶里的油），这些就可以构成一顿蛋白质丰富的饭。碳烤鸡胸配凯撒沙拉，水波蛋、煮菠菜配荷兰酱，燕麦水果脱脂酸奶，同样也是有足量蛋白质的餐食。这两份餐的本质区别，就是前者特别香，但在摄入大量蛋白质的同时也摄入了大量脂肪；而后者虽然不如前者"够味儿"，但一样很好吃。当然，你也可以把它们理解成大众餐和减肥餐。但无论是哪种餐，富含蛋白质的食物都是不可获缺的。

通俗而言，蛋白质可以增强人的抵抗力，让人有劲儿。实际意义则是它是体内必需和非必需氨基酸的来源、肌肉的最主要的成分和某些器官组织的修复材料。蛋白质对减肥和健身的人尤为重要，毕竟运动靠的就是肌肉，它会损耗和再生，然后再通过运动产生二级效应——消耗更多能量、增加肌肉力量和体积。

不过，即便有这个需求，也不代表减肥就只能靠蛋白质。前一段时间有一个电影叫《激战》，男主角是两个"肌肉人"——彭于晏和张家辉，彭于晏自打拍了《翻滚吧！阿信》就练就了一身肌肉，可张同学好像以往不是这个样子的，他怎么就在短时间内变得比彭同学还要健壮？怀着八卦的心我上网搜，终于看到了一篇关于他为了这部电影如何健身的报道，里面说他每天只以脱脂奶粉为食。看到这我琢磨了，现在减肥已经差不多了，是开始增肌的时候了，那就也试试呗。于是，我开始每天就喝3升左右的脱脂奶，别的都尽量少吃或不吃。结果，好像有点"乳糖不耐受"了，每天要跑好几趟厕所，感觉喝下去的根本没被吸收，一上秤还轻了好几斤，相当于白白掉了几斤肌肉啊！

所以又换回了正常的办法，鸡蛋、牛奶、瘦肉都要吃，还得配上一点主食，还有水果和蔬菜。这样吃了一个多月，才把之前掉的肉给补了

Tips

牛奶、酸奶和奶酪，是三种常见的乳和乳制品，是优质蛋白质和日常钙质的主要来源。酸奶和牛奶相比，因乳酸菌将乳糖降解，所以更适合有明显乳糖不耐受的人选择。
海产品往往可以在提供优质蛋白质以外，提供人体需要的包括 DHA 和 EPA 在内的 n-3 脂肪酸。但同时需要注意，海产品一般有较高的嘌呤含量，尿酸高或痛风患者需要额外注意。

回来。有人说，你干吗不吃蛋白粉呢？的确，那些练出大肌肉的人，蛋白粉、增肌粉、肌醇、氨基酸每天都会补充很多，可对我并不适用。不知道是不是遗传，我的"血尿酸"指标一直很高，就在临界线上晃悠，所以蛋白粉补太"猛"了，对我来说只会增加血尿酸的非正常值，没办法，想要完成肌肉梦只好靠食补了。

你了解肌肉，也让肌肉了解你

增肌自然不能瞎练，传统的办法是"胸－腹－肩－背－腿"5个大肌肉群，每天练一个部位，然后每个肌肉群再分成几个小肌肉，比如练腿得分臀大肌、股四头肌、股二头肌、腓肠肌等。但是不见得谁都能每周狂练，所以我就根据发力的动作，简化成了"推－拉－腿"：胸、"三头"和肩的肌肉大都是在上肢做推力的时候发力，所以合在一起；斜方肌、背肌、二头肌则是拉力的时候用劲儿，也合到一起；"腿"就是下肢的肌肉一起练，然后每次都留出20分钟来练腹肌。

每次在用意念发力的时候，我都会想象着那些肌肉的肌纤维是怎么抽动、怎么膨胀的，有这种感觉，估计与对肌肉的了解有关系。

肌肉是身体的重要组成部分，按器官组织来计算比重的话，能占到人体的40%左右，而"肌纤维"则是组成肌肉最基本的"单元"。肌纤维中除了有细胞必备的配置，还有大量肌蛋白。肌蛋白受神经支配可以发生形变，造成肌纤维的伸缩，而不计其数的肌纤维发生伸缩，就是肌肉的收缩与舒张。

Tips

相同肌群不宜天天做，因为肌肉需要恢复。肌肉不是在训练的时候生长的，是在训练之外的其他时间生长的。

健身练就的肌肉是骨骼肌，它跟心脏和内脏的肌肉不一样。骨骼肌是人能自我控制的肌肉，大多位于四肢、躯干等部位，依附在骨骼上，靠牵引骨骼产生运动。人体骨骼肌共有 600 多块，每块骨骼肌不论大小如何，都有固定形态。所以别太纠结肌肉的形状，之前也说过它跟基因有更大关系，后天可改变的余地很小。

骨骼肌纤维能长达 40 毫米。它从一丝纤维组成一块肌肉，并不是简单的堆积捆绑，而是"逐级累加"。每条肌纤维的外部，都裹着一层结缔组织膜，N 条肌纤维平行排列在一起集合成纤维束后，又会有一层结缔组织膜把它们紧紧裹住，而这些纤维束再聚到一起，还会再有一层膜来包裹，如此便形成了肌肉块。这样一层一层分级包裹，就如同生产钢缆时，从钢丝到钢缆的制作过程，可以让组织的负荷强度最大化。

从人的生理本质上说，骨骼肌的作用是带动骨骼活动，所以，它们就不能只依附在一块骨骼上，都是肌肉的起点在这块骨骼上，终点在另一块骨骼上，中间至少要跨过一个关节。同时，附着在骨骼上的骨骼肌又大多成对出现，这样可以确保肢体向一个方向运动后，能够再从反方向拉回去。

"青筋"是什么？

做一个再有理想点儿的肌肉梦，肯定是希望自己的大肌肉群是青筋暴起的，比如二头肌、腹外斜肌等，觉得这才叫把肌肉给练出来了。但

Tips

肌肉在视觉上的印象取决于两个方面，一个是你肌肉的围度（体积形状），一个是肌肉的精度（附着在肌肉上的皮脂厚度）。拉伸发展的只是肌肉的柔韧性，是基本不可能让形状发生改变的。

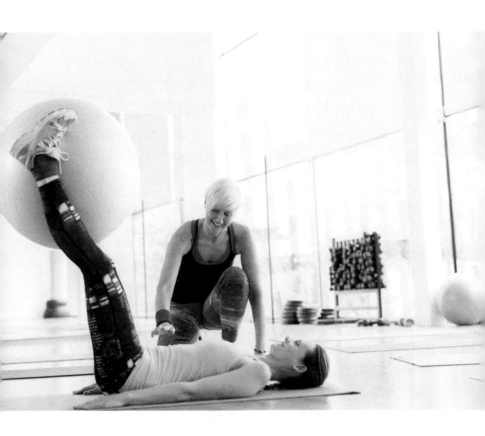

Tips

肌肉酸痛——乳酸堆积和拉伤

当你跑 400 米时，是不是跑到一半就觉得肌肉酸痛，使不上劲儿？如果长时间不运动，突然打一次篮球，是否第二天就浑身肌肉酸痛？很多人对这种情形的解释是——肌肉里的乳酸堆积。其实，这并不完全正确。

运动过后的肌肉酸痛，其实并非主要由乳酸造成，是因为肌肉长时间"闲置"，突然大幅用力，造成了肌纤维和结缔组织受损，也就是俗称的"肌肉拉伤"，只不过拉伤程度较低，肌肉在短时间内可以自我修复。

说实话我一直不太理解这青筋是什么，于是开始查资料。"青筋"这个词，源自古代中医书籍中所说的"青色筋脉"，但在现代人体生理学上，"青筋"并不存在，它的真正身份其实就是"静脉血管"。

经常健身的人，血管为了能给肌肉提供更多养分，日积月累之下都会变粗，以增大流量。人有时候举完二头肌，就能感觉血管隐隐爆了出来——静脉血管变粗后，便会凸出皮肤变成青筋。

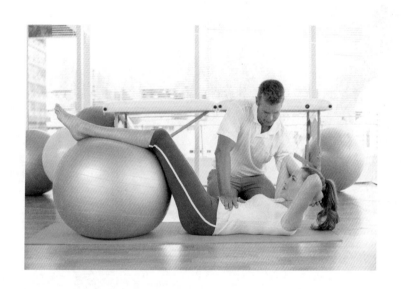

人鱼线、马甲线：想清楚再练

练腹肌的终极目标，当然是去海滩晒啦，我还真不信大多数练腹肌的人不是这么想的。男的要以人鱼线为荣，女性则要有马甲线才能自信地穿着比基尼。

"人鱼线"通常是男性才能有的特征。当男性的腹部肌肉足够发达，皮下脂肪也很薄的时候，腹部两侧接近骨盆的地方，就会出现两条斜下向内的肌肉轮廓线，形似于鱼尾。人鱼线在视觉上，对身材有协调美化作用，达·芬奇就曾在《绘画论》中说它是男性身材"美"与"性感"的指标，所以文艺复兴时期的各种绘画和雕塑中，男性大都有"人鱼线"。

至于体脂率通常高于男性的女同学，能练出"马甲线"就不错了。由于生理结构上的差异，女性的肌肉群不如男性发达，也就很难有"8块腹肌"和"人鱼线"，但若腹部足够平坦、皮下脂肪足够薄，从胸部以下的肚脐两侧，会出现两条垂直的肌肉轮廓线，看起来就像马甲的两个开襟，因此被称为"马甲线"。

对于腹肌的概念，一般都把明显刻画出轮廓的才叫有腹肌。较真的话，腹肌是人与生俱来的肌肉，只不过是它不那么容易显露罢了。如果一个人瘦到皮下脂肪稀薄，即使他丝毫不锻炼，腹肌也会显现出来。同理，有的人把腹肌练到极度发达，但肚子上有厚厚一层赘肉，腹肌依旧无法凸显。只有既锻炼腹肌，又控制皮下脂肪，才能有那种逆天级的腹肌出现。

腹肌，既难练又难保持。练就了人鱼线后若不加以保持，随着皮下脂肪增厚，这道轮廓线则会受脂肪层的牵引改变方向，同肚腩与小腹的分界线相交，变成一道横向的大弧线，如同鲔鱼（也就是金枪鱼）的鳃部线条，被戏谑为"鲔鱼线"。

Tips

肌肉不是无休止地增大的，总有基因的瓶颈。

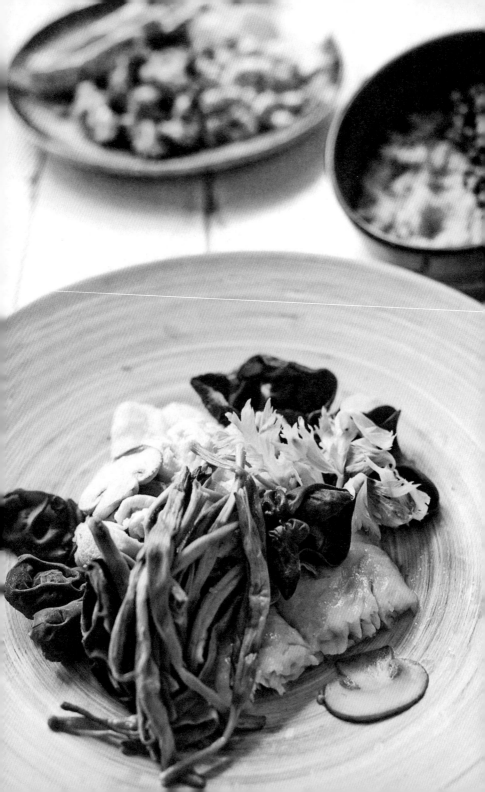

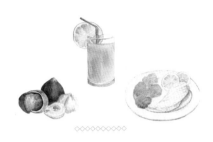

吃早饭何其重要

"早饭要吃好、午饭要吃饱、晚饭要吃少"这句名言我妈、我奶奶、我太姥姥都说过，每次听到都觉得特没新意。吃饭有时有晌也就罢啦，要不要吃饱还得听口诀的？吃好？现在的生活水平，哪顿饭吃得不够好？跟我有类似想法的人估计很多，于是该吃就吃，而且重点一定要落在正餐上。

早上能多睡一会儿就多睡一会，腾出 30 分钟的富裕时间来吃早饭简直太浪费了，还不如随便塞两口饼干，或者干脆挨到中午，把午餐的分量加倍，一顿解决了。等到临下班，社交媒体上各种饭局开始攒了起来——晚饭变成一天中质量最高、吃得最饱的一餐。

也不知道从什么时候开始，这样的吃饭习惯就固定了下来，而且很少在家里开伙，顶多就是夜里饿了，煮碗泡面。然后，就像我最开始说的那样，体重和赘肉双双飞涨，最后破了个人纪录。

等到刚开始减肥的时候，又开始走极端，能不吃就不吃，饿了就忍着——最起码早饭还维持着之前的节奏。后来人倒是瘦了，可某天赶上体检，B超却发现胆上有个小囊肿。给我吓的，赶紧翻书查资料，看看这东西到底有多大危险，别最后要把胆给摘掉。胆要是没了，也就不能分泌胆汁来消化脂肪，还成了没"胆"之人，那多丢人。

翻阅了各种资料之后，小囊肿到底有没有危害没搞清，但发现了一个新的真理——吃早饭很重要，对胆很重要，对健身和减肥更重要。"早饭要吃好"真是警世恒言！

早上起床之后，身体的各机能开始恢复运转，胆也要分泌胆汁了。胆汁的作用是把脂肪"乳化"成小微粒，这样能方便消化。可是，若早上一直空腹不吃东西，胆汁就处于干耗的状态，其实是很伤肠胃的，有时甚至会反流入胃中，引起溃疡等症状。当然，还有一种状况，就是长久没有被利用的胆汁，最后会变成胆结石。

此外，早餐还关系着人体的吸收率，这对减肥和健身起很大作用。经过了一整晚的休息，身体内可直接利用的营养物质基本上消耗得差不多了，一觉醒来又是机能开始运转的开始，所以此时的消化吸收率是一天之中最高的，尤其是对蛋白质，能占到全天蛋白质吸收的50% ~ 70%。对于想健身长肌肉的人来说，肯定知道这意味着什么。所以说，一顿好的早饭不该只有简单的碳水化合物，如清粥、挂面；也不该是油腻太重的，像油条、油饼之类。早餐要吃好的"好"就是要多吃高蛋白的食物，提高身体机能和免疫力，让蛋白质吸收得更有效率。

花式虐狗，花式虐早餐

自从微博、微信这种自媒体开始火热，在上面"秀"或者"打卡"成了很多人的一种生活方式，秀恩爱的，秀厨艺的，打卡跑步里程的，记录健身效果的，比比皆是。每每看到这些，不少人都有一种被虐感。

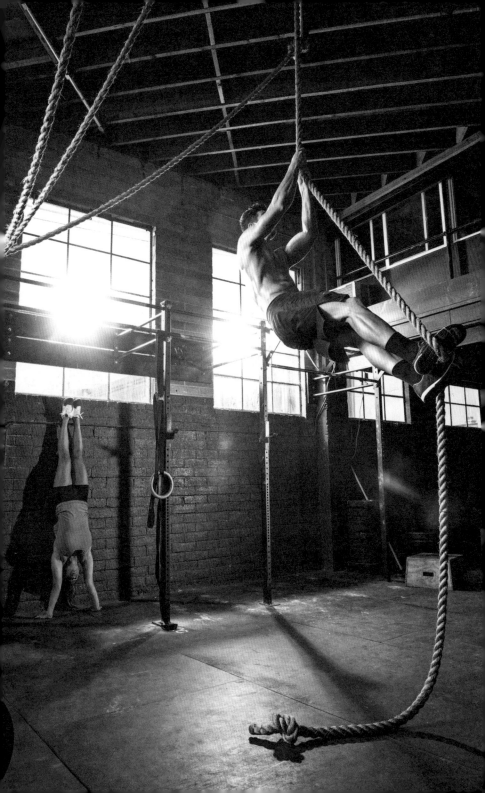

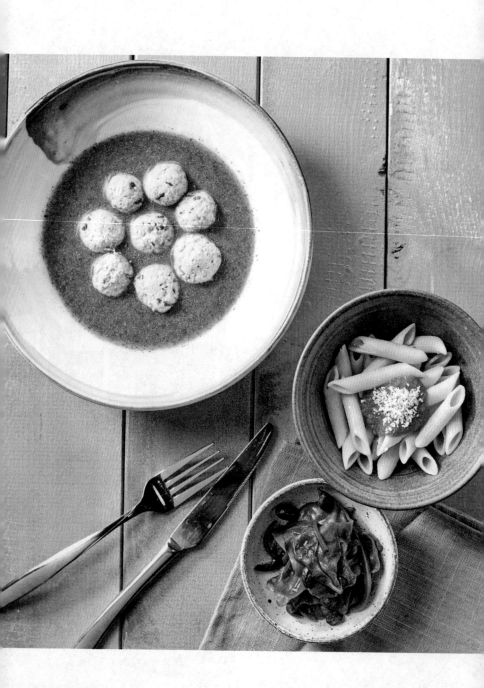

最近，我还发现了一类记录每日早餐的。开始我还很奇怪，秀厨艺不应该是晚餐吗？秀格调不该是下午茶么？秀食材？也没见谁一大早就吃燕鲍翅的啊。后来，我发现把每天的早餐发朋友圈，并不是为了秀和显摆，而是表达一种生活方式和生活态度。

我认识的一对夫妇，二人坚持每天自制早餐，然后记录下来，而且尽量餐餐不重样，顿顿很用心。到今天为止，他们已经坚持了1000多天，换算过来也就是3年多——3年多的饮食和食谱养成，是完全可以改变一个人的身材甚至食性的。

我曾经问过他们，为了这样一顿早餐，每天大概要几点起床，一周要花多少时间买食材，多少时间去思考做什么？是为了纯粹的坚持而坚持吗？我得到的答案是：生活方式决定了生活品质，生活品质会改变生活态度。于是，我就越发觉得，早餐真的是一天之中最重要的一顿饭了。

虽然做不到每天起来设计和制作早餐，但起码我能每天吃一顿健康又丰富的早餐。碳水化合物一定要有，用以激活大脑运转和肢体运动，80克左右即可；蛋白质必不能少，尤其是对健身的人来说，蛋白质摄入极为关键，以80公斤的体重换算，蛋白质摄入量不能少于120克；脂肪——当然是有益的脂肪如不饱和脂肪酸一类的——可以适当补充；纤维素、维生素和果胶也是对身体有益的成分，不光要有，还要尽量多些。于是我的早餐食谱为：500毫升脱脂牛奶；一片全麦面包或一个窝头；2～3个煮鸡蛋（蛋黄摄入不多于2个）或炒全蛋；一块去皮的烤鸡排或一块蒸鱼肉；一盘蔬菜沙拉；7～8颗坚果；一杯果汁。虽

Tips

榛子、杏仁、山核桃等含有较高的单不饱和脂肪酸。牛油果脂肪中大部分为单不饱和的油酸，是健康的油脂摄入来源。

然很单调，却是我能坚持的，而且不会吃腻。

其实，如果不是有健身的需求，并不一定要求这么严苛。全脂奶和脱脂奶并无太多区别。全麦面包和白吐司也是类似的，这点量带来的饱腹感也没什么差别。至于鸡蛋和肉类，早上多少还是要吃些的，毕竟牛奶的主要成分是水，蛋白质比例肯定不如肉和蛋。早餐的质量，就是给你一天的摄入，定下一个基调。

一日三餐、四餐 or 五餐

开始减肥健身的时候，我没有把吃太当回事，觉得"练"和"忌口"才是关键，尤其是"练"。抱着摄入量少于消耗量就能瘦的想法，一个劲儿狂练，然后沉浸在体重减轻的幻想中，本来是奔着"黑又硬"去的，结果练成了"小鸡子"。后来经历过一次小反弹，再练的时候，我才逐渐明白，吃饭其实跟健身有很大关系。

早餐是重中之重，其他的几餐饭其实也是需要关注的。口诀里说"午餐要吃饱"，我的理解是：早餐和午餐间隔时间短，而午餐和晚餐的间隔时间偏长，怎么也得相隔 5 个小时左右，要是赶上下班晚之类的，可能得隔上六七个小时，吃饱点就能扛饿。然而事实却是，你中午吃得再饱，5 个小时后还是会饿。

抛开餐与餐的时间间隔不谈，午餐无论是数量还是质量都应该跟早餐的标准差不多。当然，有时候也取决于你习惯在什么时候健身。如果是上午的话，健身结束后应该有一餐补充蛋白质和碳水化合物，所以午餐的时间间隔可以略延后，或者量上略减。如果是下午或者晚上健身的话，那就完全没有问题了。

在午、晚餐之间，加餐其实是最该有的，当然，要把它和茶歇区别开。通常，我会进行一些蛋白质和不饱和脂肪酸的补充，有时候也会吃

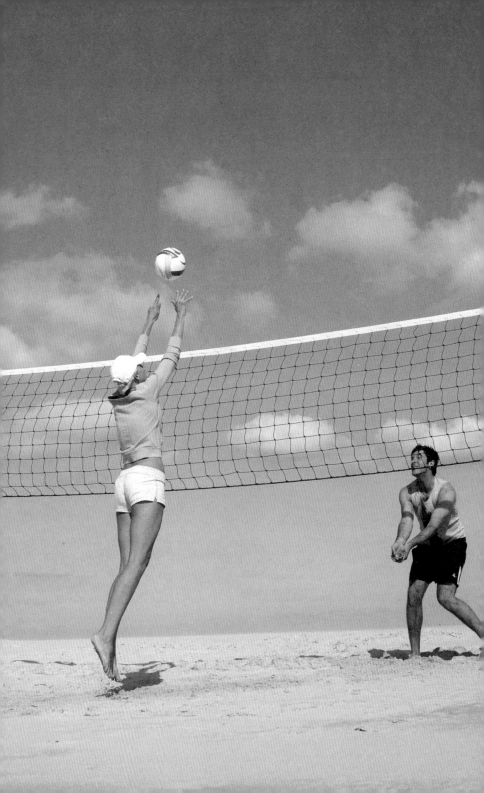

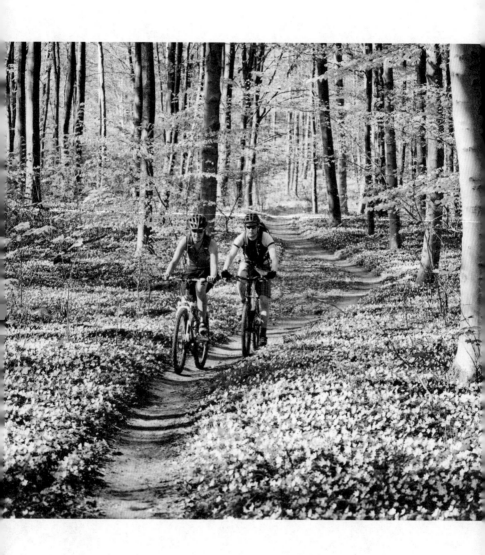

Tips

我们常说的"坚果"包括巴旦木、杏仁、榛子、花生、松子、瓜子等。大部分"坚果"都是维生素 E、维生素 B 族和微量元素的良好来源。

一点碳水化合物——200毫升酸奶、一小撮坚果和一根香蕉。虽然不多，没什么饱腹感，但持续到6点之前应该是不会有饥饿感的。

至于晚餐，很多人纠结于吃还是不吃——吃是肯定要吃的！不要再迷信不吃晚餐就能减肥，严重的还有过午不食的，这个前面也已经说过了，不靠谱。然后再进阶成吃晚餐要不要吃主食的纠结。通常认为晚上吃主食会长胖，是因为晚上人不怎么活动，能量就会积累下来。但是对于健身的各位来说，你不吃碳水化合物，哪有能量来修复肌肉组织和让蛋白质合成肌肉呢？所以说，碳水化合物还是要吃的，只不过可以减少量，或者换种主食，比如红薯、玉米等。

"马不吃夜草不肥"是个真理，我上学的时候曾亲见小伙伴每晚睡前一碗泡面，一个月胖12斤的状况。不过，这顿睡前餐，对于想要增肌的同学来说，却是很有必要的。前头说了早上是蛋白质吸收最好的时段，而睡前便是吸收的第二个好时段。所以，睡前补充些蛋白质食物，比如牛奶、酸奶、煮蛋，对健身的人很有必要。

这样算下来，比较健康的吃法是一天差不多应该要吃五餐，这样可以让你每顿饭吃的不多却又恰好完全够用。如果是个理工男，我觉得还应该再严苛一点：每3小时左右进餐一次，这还要抛去锻炼的时间段单算，只有如此方能确保一日五餐的平均分布。

Tips

只要消化系统没有大问题，减脂期间更推荐干食，避免粥食。

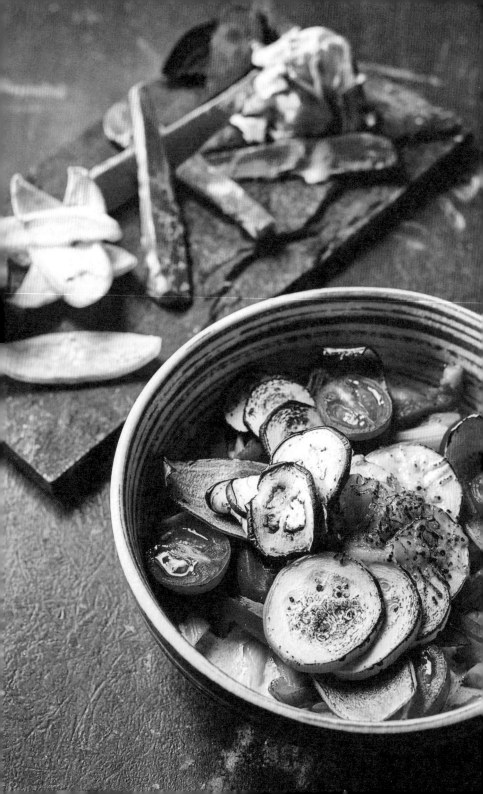

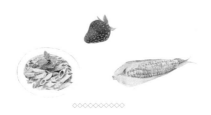

食物能量考

吃多少是个问题

对于一个想靠健身增肌的人来说，在某段时间人就像"处女座"加"强迫症"的合体：极度关心自己每天练了什么，消耗了多少；吃了什么，营养摄入多少，恨不得拿计算器随时随地算一遍。这种时候，我又有点像之前那个关心一切食物能量值的神经病了，只是没那么夸张。

为什么呢？

因为个人的感觉是：有时候练得多了，吃得少或者吃得不够好，体重反而会变轻。有人要说了，体重轻了还不好？但是在增肌的阶段，大多数情况下，体重减轻意味着肌肉在消耗，能量和营养的摄入没跟上。这边你在拼命地想长肌肉，甚至不惜食用蛋白粉，结果越练越瘦，身材看上去是很顺溜，但是跟目标却越来越远。但是吃得多了，又觉得肯定会有能量过剩的积累，时间长了就又囤肉了，于是非常纠结，开始精打细算。

首先，长肌肉也是长肉，想要有所生长，那就必须得有积累。蛋白质也好，能量也好，起码得有富余才能让肌肉有得长，否则必然是亏空和消耗的。只不过这个积累的数量和质量需在一定的可控范围内：质量自不必说，脂肪、糖的摄入要控制；数量则是蛋白质和碳水化合物的摄入量，要有个大概的量级。

前面曾经说过，"练"完后"吃"很重要，包括蛋白质和碳水化合物的补充。而在日常饮食中，这两种物质的量也该有个数，要不光靠练完的那点摄入远远不够，毕竟练完的肌肉在持续代谢和消耗，要补充除

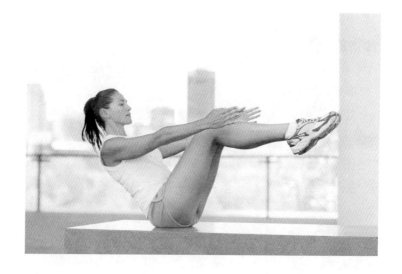

Tips

碳水化合物是最容易转化成脂肪的物质。限制碳水化合物的摄入量是减肥的一个关键点，但不能限制得太狠，碳水化合物应该占到你日常摄入热量的60%左右。

了来下"猛"的，更多还是要靠细水长流。

就蛋白质来说，普通人每天的摄入量大概能满足每公斤体重有 1.5 克就差不多了，而要想健身增肌的话，就需要每公斤体重摄入 2.5 ~ 3 克才可以，所以需要多少请自己手动换算。但是千万也别过量，毕竟蛋白质摄入太多，肾脏的负担就会很重。肌肉不是一天就能练出来的，也不是几天光靠吃补起来的。而碳水化合物，早中晚以及练后都要吃，一天 200 克左右比较合适。如果运动量很大，多吃一些倒是也无妨，比如跑了半马或者全马，碳水化合物的补充就需要多些，途中也要补给，巧克力、能量胶这些高糖高热量的东西都是可以吃的，而且还得额外补充些氨基酸来防止肌肉分解。

算出来的吃喝

如果用心一些，最好在健身或者减肥期间给自己设一个食谱，网上相关讯息很多，详细的菜谱上除了有每餐吃什么，还会列举这一餐的能量和营养摄入量的大概值。这样一来，心里就有数了。

我举几个例子：

牛奶是无论如何都不能少的，通常它的能量值在 60 千卡左右（所有食物的值都以 100 克为标准），蛋白质在 3 ~ 3.5 克之间，碳水化合物可以忽略不计。酸奶跟它差不多，但蛋白质含量略少。相比之下，豆浆的蛋白质含量就差了些，而脂肪含量却比牛奶多。鸡蛋的蛋白质在 12 克左右，但同时由于蛋黄中胆固醇的缘故，脂肪含量也接近 10 克。

常见的肉类中，牛肉的蛋白质含量最高，接近 20 克，脂肪含量则不足 4 克。鸡胸肉蛋白质含量 13 克左右，脂肪仅 1 克多点儿；猪肉就差多了，脂肪含量太高，哪怕是猪里脊也有 6 克多。鱼肉尤其是海鱼的数值跟鸡胸肉差不多，虾则比鱼略高。

说到碳水化合物，大米在同等量粮食里，提供差不多 360 千卡左右的能量，脂肪含量是最低的，但蛋白质含量也最低。全麦和燕麦的蛋白质更高，有 13 克左右。而想要能量少的，那就是玉米和红薯了，只有不到 90 千卡。

至于水果和蔬菜，就都暂时不考虑了，哪怕水果的确含糖，但也不会影响太大。

有了这样一个大概数值，每天吃多少也就有数了。当然，食物所含的物质，也不能仅仅片面理解为能量和养分，有时候还有些别的内容，也是对减肥健身很有帮助的。很多人减肥都信赖减肥药，希望借药力分解脂肪。除了那些假药和以毁坏身体机能来减肥的不靠谱药，剩下的多是通过增加体内促进脂肪分解物质的含量来达到减肥效果，比如左旋肉碱、某些黄酮类……其实，这些本就存在于体内的"减肥物质"，完全可以从饮食中直接获得。

Tips

左旋肉碱：左旋肉碱其实是一种酶，作用是在脂肪分解时负责运送脂肪酸，所以它在体内越多，可供分解的脂肪酸就越多，人体获得的能量也就越多。这是它的最初用途——为运动员提供更多能量。后来才变成减肥药。牛羊肉、牛奶和鳄梨中的左旋肉碱含量很高，所以这些食物完全可以多吃些，变相促进脂肪分解。

黄酮类物质：人在兴奋时，会大量分泌肾上腺素，使新陈代谢加快，也就是"基础代谢率"增加，无形中消耗的能量也就增多了。某些黄酮类物质就有促进肾上腺素分泌的作用，因而很多减肥药中都会少量添加这些黄酮类物质。其实，含这类物质的食物还蛮多的：绿茶、橘子、洋葱……其中，绿茶所含的儿茶素（属黄酮类）效果最好：每天喝 3 杯绿茶，基础代谢率能提高 4% 左右，算下来，一天就能多消耗 60 千卡热量，一年的话差不多相当于消耗了 3 公斤脂肪。

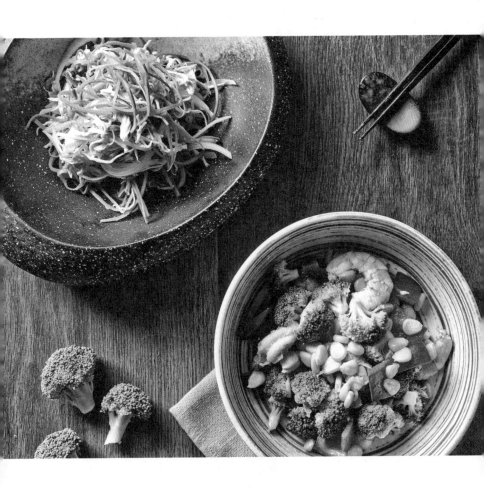

Tips

根据 2013 膳食营养素参考摄入量（DRIs）数据，轻体力劳动男性每日推荐摄入总能量为 2250 千卡，轻体力劳动女性推荐摄入总能量为 1800 千卡。减脂期间，男性摄入总能量为 1600 ~ 2000 千卡，女性 1300 ~ 1700 千卡，碳水化合物摄入保证在 130 克以上，蛋白质推荐 1 ~ 1.5 克 / 千克，脂肪摄入量不应低于 40 克。

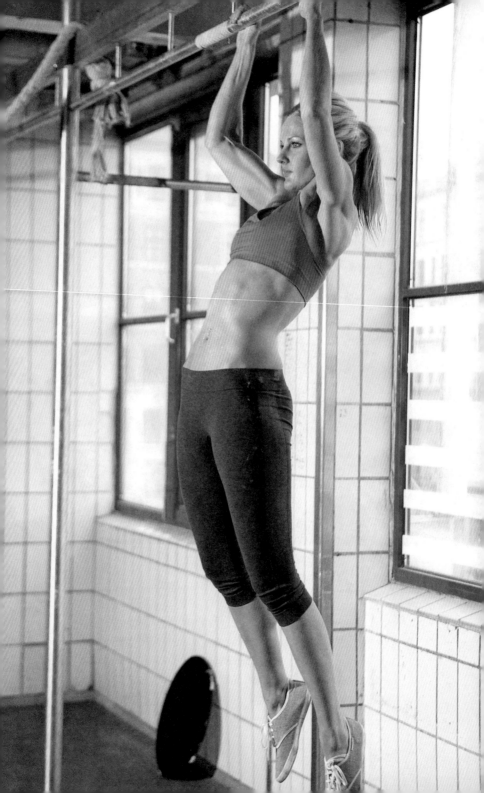

"谁"更瘦

在我看来，无论健身还是减肥，都绕不开肉，因为肉类是补充蛋白质最有效的来源。这里需要明确的就是吃什么肉，吃多少肉。前面已经大概列举了肉的数值，在此不妨说得再详细点儿。

肉也分胖瘦——里脊肉比五花肉瘦——因为肉在身体不同的部位，承担不同功能：肌肉主要负责固定骨骼、掌管运动；脂肪储存能量、保护内脏。所以，动物四肢和肩背这些经常活动的部位，要比腰腹等不大活动的部位"瘦"。但也有例外，比如关节周围的肉，因为要起到缓冲作用，脂肪含量就会相对高，常用来煲汤的棒骨便是如此。

除了部位差异，不同种类的肉也有胖瘦之别。猪肉是常吃的肉类中，平均脂肪含量最高的，大约有29%，再往下排就是羊肉，然后是牛肉、鸡肉和鱼肉，脂肪含量最少的是兔肉。

猪肉

小时候我们形容猪都爱说"肥猪"，除了它体型比较肥胖之外，肉也确实较肥，脂肪含量大约有29%。且不说五花肉、肘子这些比较肥的部位，单说猪肉的肌肉部分，它的肌纤维较为细软，其间多夹有脂肪，哪怕是全身最瘦的部位——里脊也不能幸免，虽看不见里面有脂肪，但它却比牛的里脊要肥20%。

羊肉

羊再怎么肥硕，也比不上猪。羊只吃草，摄入的脂肪量比猪低，羊肉脂肪含量大约为24%。羊肉的肌纤维中，还富含一种可以加速脂肪分解的氨基酸——肉毒碱，会减少脂肪的囤积。如今，人们利用肉毒碱的这个特点，将它制成减肥药，便是"左旋肉碱"。

牛肉

牛肉的"瘦"是天生的。它的肌纤维较粗，占据了肉中的绝大部分，把脂肪挤到只剩 12%。牛肉的肌纤维中，富含一种叫"肌氨酸"的氨基酸。民间常说吃牛肉可以长劲儿，运动员长期食用牛肉，正是因为肌氨酸对肌肉和力量增长特别有效。

鸡肉

鸡肉的平均脂肪含量是 6% 左右，其实本可以更低，但是鸡皮拖了后腿。鸡肉的脂肪绝大部分都存在于鸡皮中，像很多人喜爱的翅中，就是被厚厚的一层鸡皮包裹，脂肪含量高达 22%，而去皮的鸡胸、鸡腿，脂肪含量只有 1.2%。作为减肥和健身的蛋白质补给，加上价格比较亲民，鸡肉是很多人的选择。

鱼肉

鱼肉是"白肉"中最健康的肉类（白肉只有鱼肉和禽肉）。鱼肉脂肪含量多的地方是鱼皮和鱼腹，鱼皮的作用跟鸡皮类似，鱼腹则是为了保护内脏。它的背部大都脂肪含量很少，平均只有 1.5% 左右，而且海鱼跟淡水鱼相比含量更低。鱼肉的肌纤维又很细，吃起来几乎没有柴的口感。

兔肉

兔肉算是肉中的另类。能跑善跳的兔子，身上的肌肉像健美运动员一般结实，而且几乎不含脂肪，仅有的 0.4% 还都是不饱和脂肪酸。另外，兔肉中富含卵磷脂，这可是大脑和器官发育必不可少的营养物质。

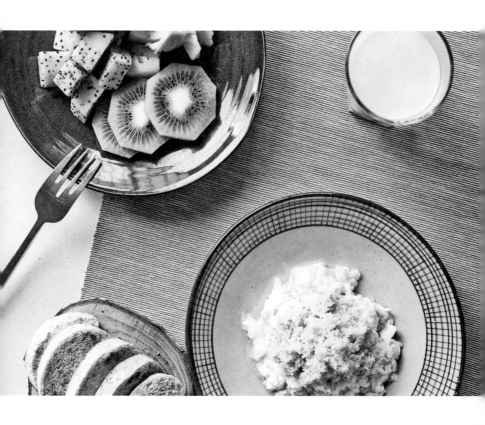

Tips

关于肉类，需要知道以下几点：牛肉显然是最被认可的优质红肉，当然也是
要看部位，牛腩和牛里脊是不能相提并论的。需要说明的是，都说猪肉不适
合在减脂时期食用，但实际上猪肉所含的脂肪酸中，油酸占了将近一半，并
非都是饱和脂肪酸。常见的优质禽类肉包括鸡胸肉、去皮鸡腿、火鸡胸肉、
去皮鸭腿等，主要特点是高蛋白、低脂肪，无疑是需要大量蛋白质时的最合
适来源。如果在减脂时期，每周有 5 次只食用白肉（鸡胸等）来作为主要蛋
白质来源，那么另外两天的蛋白质供应，采用猪里脊或牛里脊这类红肉是比
较合适的选择。

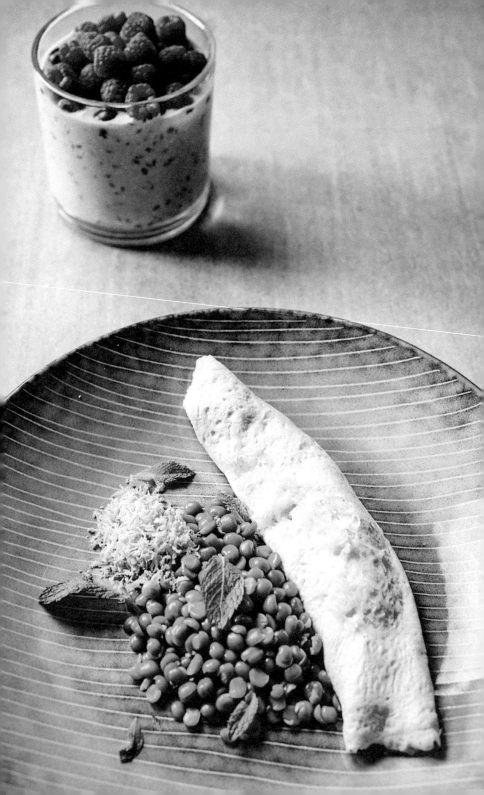

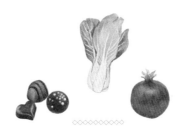

隐形的饮食健身元素

水，健身减肥之源

提问：健身减肥成功的第一要素是什么？

答：毅力！

说的一点都没错，没有毅力不可能实现对身体的改造。往后排才是训练方式和吃的补给，但正如我说过的"三分练、七分吃"，这个吃可不简简单单只是如何控制吃、该吃什么、怎么吃，还包括了一些经常被忽略的隐形元素。这些元素对身体具有不可小觑的作用，如果不予重视，容易对身体造成伤害。

最简单的例子就是"水"。水分的补给对健身减肥甚至一直在坚持的某项运动来说都非常重要，而它又是最常被忽视的。没有一样东西比水更是运动中的必需品。男性体内大约有 60% 是水，女性则略低，但也占到了 50% 以上。没有食物，一个人可以存活 2 周甚至更长，但是没有水，生命的延续将不可能超过 6 天。

当体内的水减少 1%，人就会觉得非常渴；减少 5%，人的肌肉力量就会衰退，耐力也跟不上了；若降低 10%，人就会开始精神错乱；失水达到 20% 的话，后果就非常严重了。摄入足量的水，不仅有助于热量的消耗，还能让肝脏有效地代谢脂肪，同时水也是排毒时的载体；再加上维生素之类的物质也需要靠水来维持体液的平衡。在运动过程中，水分的流失很大，而身体的补给又需要水来促进代谢和吸收。

拿健身来说，举铁的人都希望能赤膊训练，因为身上那件衣服就像摆设，每次训练不超过半小时，衣服就几乎要湿透了。这些汗水绝大部分都是水分，如果不能一边练一边补水的话，你就会觉得自己越来越没劲，因为肌肉在缺水状态下，肌纤维的收缩性、收缩强度都会受影响。同时，对于那些食用了蛋白粉的健身控们，饮水更为重要。从身体机能的角度出发，为了增肌而摄入过多的蛋白质，如果没有足够的水分做载体，代谢中产生的大量含氮、含硫的物质，就会对肾脏造成很大的负担，或者说对体内血尿酸的浓度有很大影响，中医上的理解就是"上火"。于是，每天最少需要 2～3 升水来把它们代谢出体外，否则就是对身体的一种慢性伤害。

再说说喝水对跑步的影响。长跑的人都知道，水分是最重要的补给。不过，对于一般的跑者来说，10 公里以内的长跑，其实不大需要补水；超过 15 公里的长跑，途中补水就是必须的；若是全马甚至 100 公里越野跑这种虐人型的长跑更是如此。而对于比较专业的跑者来说，只要跑步不超过 3 个小时，就可以忍住不用补充水分。人体对水分缺失的严重警报，一般都是出现在 3 个小时之后。如果缺水，就会严重影响跑步的动作速率，甚至还会对心率造成影响，所以说长跑的时候出汗过多或者感觉很渴的时候，一定要补水。

至于那些纯粹抱着减肥想法却又不怎么运动的人，水也是让机体

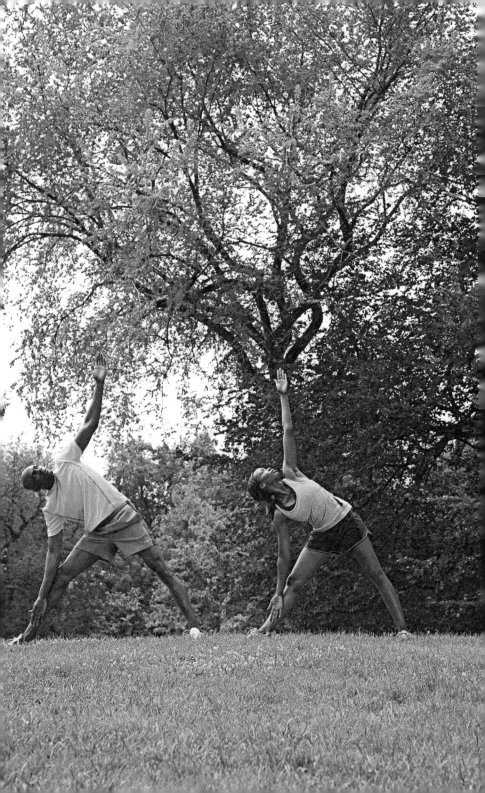

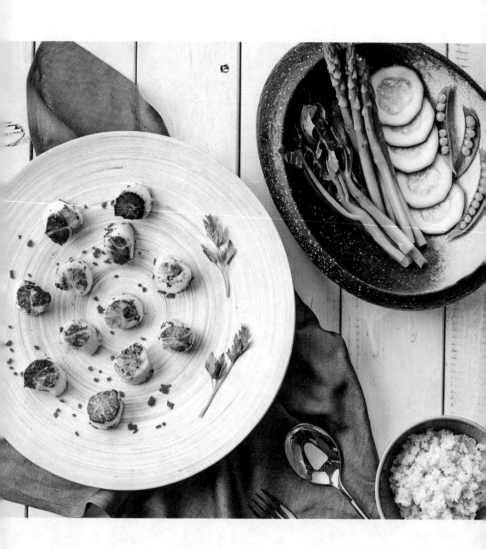

如果补水不及时，会造成严重的脱水。如果碰上高温天气，结果可能是致命性的。运动一定记得穿透气的衣服，并及时补水！

代谢通畅的载体。不科学的减重方法就是不喝水，一天下来绝对能瘦个 2~3 斤，但对真正的减肥来说这是个"然并卵"的方式，短期内很见效，但对身体的整体减重和代谢很不利。

微量元素必须有！

简单粗暴的减肥餐、健身餐往往在做法和用料上相对单调，如果你能坚持下来，也是一种本事。但不得不说，这种单调的摄入会使营养在某些层面上不均衡，当然人们通常关注的都是蛋白质、碳水化合物等大量摄入的物质，顶多也就关注一下纤维素，往往忽略了维生素和矿物元素。

复合维生素补剂其实是很不错的选择。维生素，顾名思义，维持生命的元素，从 A、B_1、B_2、B_6、B_{12}、C、D 一直到 U（中间有断档的），大概有 20 多种维生素都是人体必须的。缺乏某些维生素的话，会对肌肉合成、脂肪代谢等健身减肥的关键步骤造成影响，比如维生素 B_1 促进代谢，维生素 B_2 促进合成，维生素 B_3 是合成性激素的原料，维生素 B_6 帮助分解脂肪。而这些维生素除了维生素 A、维生素 D 之类的脂溶性维生素大多来自动物性食物，其他的大多维生素，都来自蔬菜和水果。健身减肥的饮食中，各种蔬菜和水果都要吃，而且可以多吃，特别是蔬

Tips

营养补充剂又称膳食补充剂（dietary supplement）、饮食补充剂（food supplements）。FDA 将"膳食补充剂"定义为口服的含有补充膳食成分的产品，包括维生素、矿物质、氨基酸、纤维素、草药制品及其他许多可以广泛利用的成分。膳食补充剂并不能替代药物，国家对于药物有严格的规定和管控，药品在上市前必须被证明是安全且有效的；而对于膳食补充剂则没有这些要求。

菜，它们并没有什么能量，却能提供维生素和纤维素一类的物质。

不过，维生素既然叫微量元素，也就是人体需要的量很少，吃得太多有时候也不好。就拿我来说，我本身血尿酸就有点超标，血尿酸过高的话就会引发痛风，所以就不能摄入过量的维生素 C。但是如果缺乏维生素 C，补充太多蛋白质又很容易"上火"。这看起来有些矛盾，但好在是微量元素，摄入量通常也不会太多，但也需要注意罢了。

矿物元素则更像是元素周期表里的物质，如钙、铁、锌、镁等，光听广告里的介绍就知道，这些东西对身体很重要，特别是在健身和减肥的时候。钙除了强健骨骼外，还会抑制脂肪吸收；镁是控制肌肉收缩的必要元素；铁是造血元素；锌则参与蛋白质的代谢。总之，这些物质你哪个也不能缺，而它们的来源又全都是食物，有的来自肉、蛋、奶，有的来自蔬菜、水果。

所以说，吃得再简单粗暴，也不要忽略掉补充这些物质。微量元素的效果要比减肥和增肌来得慢，千万不要操之过急，为了尽快实现目的而搞垮了身体。

红牛的启发

功能饮料这个东西，都是有各种功能和用途的。有的是为了补充电解质，防止随汗水流失而造成的体内电解质紊乱。有的是为了补充糖分，让身体快速充满能量。有的是为了补充维生素，避免缺乏维生素而让身体机能紊乱。相比之下，我觉得红牛饮料是在健身减肥中最有针对性和比较实惠的功能饮料——这不是广告！因为它里面有三种比较实在的东西，咖啡因、牛磺酸和肌酸。

咖啡因：咖啡因的致兴奋效果众所周知，比如我就习惯每天下午喝一杯咖啡，或者从上午开始就泡一壶茶。一方面可以让自己的精神兴奋

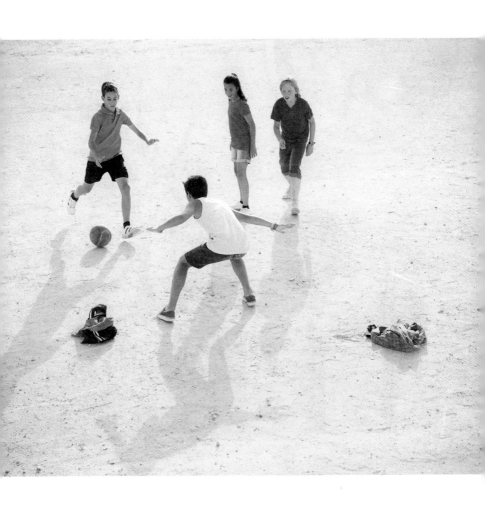

Tips

运动饮料是根据运动人群的生理特点，为机体补充水分、电解质和能量，并能被迅速吸收的饮料。根据国家标准 GB15266-2009，对市面上运动饮料的预包装成分指标做了规定，运动饮料必须强制标注可溶性固体物（主要是糖）、钠、钾这三个数值。

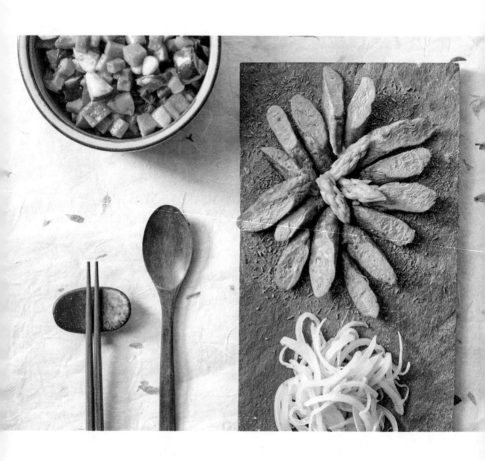

点，另一方面也是为了提高自己的基础代谢率——这也是咖啡因对减肥的功效。

　　有些人为了提高自己在运动时的代谢，想让脂肪代谢一类的反应来得更猛，会在运动前喝咖啡。但在运动前，我通常不会喝咖啡或吃黑巧克力，因为咖啡因摄入太多的话，会影响心肺功能，容易造成心慌，特别是激烈运动时心率本来就很快，很容易出现恶心的状况，但少量的摄入却能让人处于兴奋状态，这在任何运动前都很不错。

牛磺酸：第一次听说"牛磺酸"这东西，是通过猫粮。我自己养了3只猫，猫粮上介绍说牛磺酸对视神经有好处，可以让视神经更敏锐。第二次听说是来自"红牛"，发现这东西原来还可以让人更有劲儿。于是查阅了一下资料：牛磺酸在体内能与胰岛素结合，促进细胞摄取和利用葡萄糖，加速糖的"酵解"。也就是说，它能让人更有效地利用葡萄糖。所以，在长跑或者马拉松之前及途中，我都会喝点红牛——这真的不是广告！

肌酸：很多健身的大咖，除了要补充蛋白粉，还会吃一种叫"增肌粉"的东西。增肌粉的主要成分之一就是肌酸。肌酸是由精氨酸、甘氨酸及甲硫氨酸三种氨基酸合成的物质。它可以由人体自行合成，也可以从食物中摄取。只不过在食物中含量不高，1千克肉类中只有1克，那些想要维持一身腱子肉的人，一天大概需要5克，也就是一天吃10斤肉，这很难实现。

对于一般人来说，健身减肥多少都需要一些肌酸。肌酸可以增加力量、增长肌肉、加快疲劳恢复。它在人体存储量越多，能量的供给就越充分，疲劳恢复得就越快，运动能量也就越强。所以，运动前后喝点儿红牛，确实对身体有点帮助。

曾经，我以为自己跑10000米是不可能的，现在我很喜欢跑步的感觉。

曾经，我以为六块腹肌是遥不可及的，现在它就隐隐地出现在我的腹部。

倒不是为了说一切皆有可能或者没有什么不可能，但改变身体这件事儿和这个过程，其实谁都可以做到，并且慢慢喜欢上。

况且，锻炼期间分泌的多巴胺会让你很快乐，何乐而不为？

快手美味减重餐谱（二）

周一

早餐：水果酸奶、卡勒伊斯塔塔饼
午餐：意式香草沙拉、奶香青豆泥、活力鳕鱼脆
晚餐：什锦蔬菜沙拉、牙买加热辣鸡

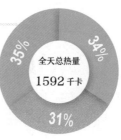

全天总热量 1592 千卡
34% 35% 31%

- 总碳水化合物 134 克
- 总脂肪 56 克
- 总蛋白质 140 克

周二

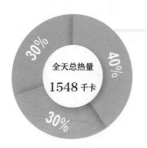

全天总热量 1548 千卡
40% 30% 30%

早餐：果乐燕麦酸奶、清煮比目鱼
午餐：荞麦面、地中海蔬果沙拉、番茄遇上鸭
晚餐：藜麦饭、温制蘑菇、轻煮三文鱼

- 总碳水化合物 150 克
- 总脂肪 54 克
- 总蛋白质 115 克

周三

早餐：水果西梅酸奶、墨西哥能量卷
午餐：和风马鲛鱼、法式烤紫薯、鹰嘴豆沙拉
晚餐：澳牛三明治、甜菜头沙拉

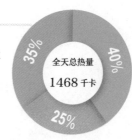

全天总热量 1468 千卡
40% 35% 25%

- 总碳水化合物 146 克
- 总脂肪 40 克
- 总蛋白质 130 克

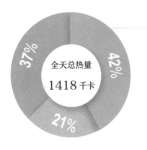

37%
42%
21%
全天总热量
1418 千卡

周四

早餐：鲜果酸奶、意式鸡肉佛卡恰

午餐：蒜香扇贝、摩洛哥小米饭、翡翠森林沙拉

晚餐：碳烤南洋鸡肉、爱尔兰牧园沙拉、迷迭香小
土豆

- 总碳水化合物 140 克
- 总脂肪 41 克
- 总蛋白质 122 克

周五

早餐：燕麦鲜果酸奶、清煮比目鱼

午餐：煎制纽约客牛排、蘑菇伊甸园沙拉

晚餐：清迈椰奶鸡、花椰菜饭、甜薯沙拉

- 总碳水化合物 145 克
- 总脂肪 42 克
- 总蛋白质 137 克

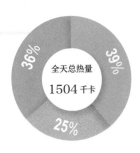

36%
39%
25%
全天总热量
1504 千卡

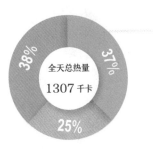

38%
37%
25%
全天总热量
1307 千卡

周六

早餐：水果麦片酸奶、美式熘滑蛋

午餐：菠菜烩火鸡肉丸、帕米森笔筒面、烩红椰菜

晚餐：仰光咖啡鱼、葱香大麦米饭、农夫沙拉

- 总碳水化合物 145 克
- 总脂肪 43 克
- 总蛋白质 149 克

减脂期间吃水煮鸡肉寡淡无味？一般方式烹饪又担心摄入过高油脂？那一定得试试这道菜——牙买加香辣鸡！去皮鸡腿可以避免摄入过多脂肪，鸡腿肉质细嫩，富含优质动物蛋白，是非常理想的蛋白质来源。此外选用大量香料，替代过多的盐分。整道菜吃起来香辣入味，充满异域风情。

牙买加香辣鸡

总热量
225 千卡

9%
20%
71%

- 碳水化合物 4 克
- 脂肪 9 克
- 蛋白质 32 克

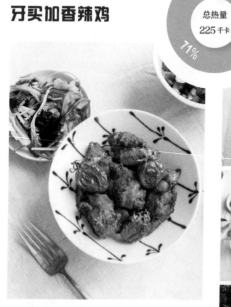

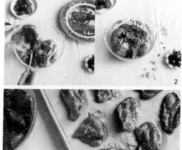

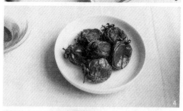

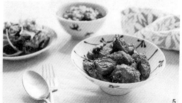

食材：
去骨鸡腿 200 克，美极辣椒酱 10 克，风干小番茄 3 个 20 克。

混合调料：
迷迭香 1 克，香菜 1 克，蒜泥 5 克，百里香 1 克，香叶 0.6 克，丁香粉 0.5 克，豆蔻粉 0.5 克，白酒醋 6 克，蜂蜜 1 克，盐 1 克，黑胡椒 2 克，橄榄油 3 克。

做法：
1. 鸡腿肉去骨，取 200 克，备用。
2. 加入美极辣椒酱及混合调料，腌制，放入冰箱冷藏一夜入味。
3. 烤箱预热 180℃，烘烤约半小时左右。
4. 取出装盘，用风干小番茄装饰。
5. 可搭配清爽的蔬菜沙拉及主食一起享用。

鱼肉的优质蛋白质搭配大量香料的提味，在减少钠摄入的同时保证丰富的味觉享受，加入糙米以提供充足的缓释碳水化合物及膳食纤维，让人拥有满足的饱腹感，作为一顿营养完整的午餐再合适不过。

- 碳水化合物 76 克
- 脂肪 11 克
- 蛋白质 37 克

总热量
552 千卡

30%

9%

61%

缅甸咖喱鱼

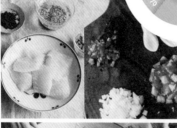
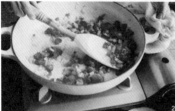
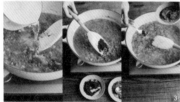
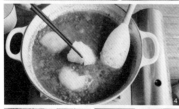
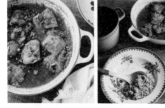

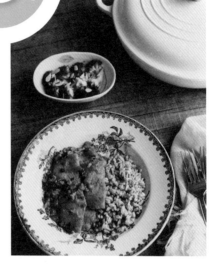

食材：
龙利鱼 200 克，糙米饭 100 克。

咖喱汁调料：
白洋葱碎 50 克，番茄切丁 50 克，红辣椒碎 4 克，甜红粉 2 克，黄姜粉 2 克，香菜碎 2 克，橄榄油 3 克。

做法：
1. 龙利鱼切薄片备用；番茄、洋葱、红辣椒切碎备用。
2. 锅内放油，炒香洋葱碎，放入红辣椒和番茄丁炒软。
3. 加一杯水，煮开后，放入甜红粉和黄姜粉。
4. 放入鱼片煮熟。
5. 撒上香菜碎，即可。
6. 可搭配糙米饭一起食用。

鸡胸肉是健身人群最熟悉的食材之一。这次推荐的是一种新式烤鸡胸肉做法。只需要提前准备腌制调料，第二天放进烤箱烤半小时左右即可，能给予不同于水煮鸡胸肉的味觉享受！鸡肉的优质蛋白搭配坚果和洋葱来调味，无论是搭配糙米饭还是烤小土豆，都是极好的选择。

碳烤鸡胸

17%
26%
总热量
400 千卡
57%

● 碳水化合物 13 克
● 脂肪 19 克
● 蛋白质 43 克

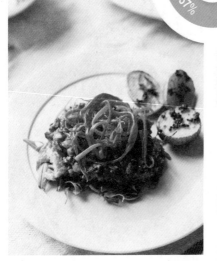

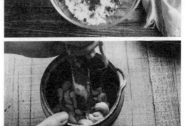

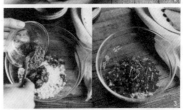

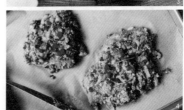

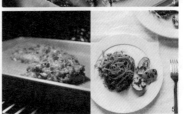

食材：
鸡胸肉 200 克，腰果 10 克，洋葱 20 克，沙爹酱 30 克，红辣椒 40 克，香草碎 3 克。

调料：
橄榄油 10 克。

做法：
1. 将洋葱、红辣椒切碎。
2. 将腰果研磨备用。
3. 加入香草碎、橄榄油和沙爹酱，搅拌均匀。
4. 加入鸡胸肉一起腌制，过夜。
5. 烤箱预热 160℃，将鸡胸肉放入烤箱烘烤半小时即可食用。

烤红薯是红薯的一种常见做法。每个红薯都包含约 380 千卡的热量、55 克碳水化合物和 23 克优质蛋白质。自制烤红薯，添加鸡胸肉以增加膳食蛋白质，搭配奶酪来提供必要的脂肪和钙，作为正餐再搭配一份蔬菜沙拉刚刚好。

- 碳水化合物 115 克
- 脂肪 10 克
- 蛋白质 55 克

31%

5%

64%

总热量
770 千卡

墨西哥香辣
鸡胸烤红薯

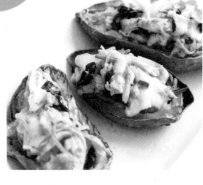

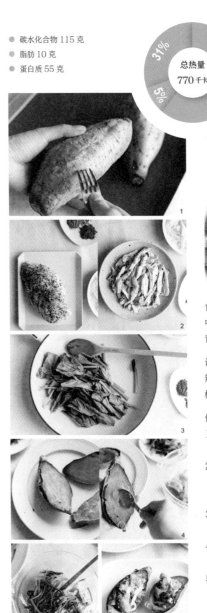

食材：
中型红薯 2 个 600 克，鸡胸肉 150 克，菠菜 100 克，青柠檬 1 个，红辣椒 2 克，混合干香草 1 克。

调料：
辣椒粉 2 克，孜然粉 1 克，现磨黑胡椒 1 克，盐 1 克，橄榄油 1 克，马苏里拉奶酪丝 30 克。

做法：

1. 将红薯洗干净，用叉子在表面戳一些小孔。烤箱预热 200℃，将红薯放入烤箱烘烤约 50 分钟。

2. 往鸡胸肉上抹一层橄榄油，撒上盐、黑胡椒、混合干香草。烤箱预热 180℃，将鸡胸肉放入烤箱烘烤约 30 分钟，冷却后撕碎备用。

3. 菠菜切成小段，放入锅内炒软。将红辣椒切碎，青柠檬榨汁取 8 毫升。

4. 红薯烤好后，放置约 10 分钟，在温热状态下对半切开，用勺子挖出近一半的红薯瓤。

5. 将鸡胸肉、红薯瓤、菠菜一起放入碗中，加入柠檬汁、红辣椒碎、辣椒粉、孜然粉，混合均匀。将搅拌好的馅料填回红薯壳中，撒上奶酪丝。

6. 烤箱预热 180℃，将红薯放入烤箱烘烤约 10 分钟可取。趁热吃。

见缝插针健身动作（二）

仰卧起坐

●动作规范：身体下落时一定要有控制，不要依靠重力下去，双手
前后两次触地算一次。

●注意事项：建议屈膝做这个动作，这样对腰部的压力是最小的。

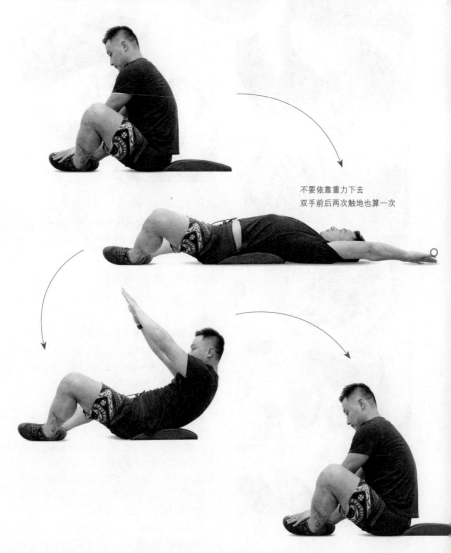

不要依靠重力下去
双手前后两次触地也算一次

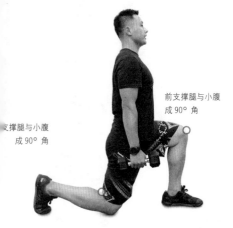

前支撑腿与小腹
成 90° 角

支撑腿与小腹
成 90° 角

弓箭步

● 动作规范：三个 90°——前支撑腿
与小腿成 90°、后支撑腿和小腿成
90°、上身与地面成 90°。

● 膝关节姿势：动作全程保证膝关节与
脚尖指向一致。

● 重点强调：后支撑腿要轻轻触地，控
制住！不要猛地触地！切忌上身前倾的
弓箭步，以及迈步过小的弓箭步！

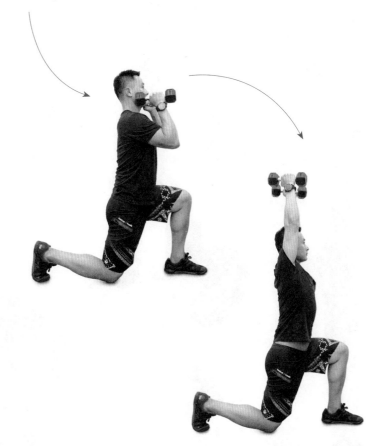

实心球砸地

要点：

1. 实心球一定要举过头顶，下砸的过程中腰背平直。
2. 主动屈髋屈膝下砸实心球。
3. 要用力下砸，而不是让实心球自然落地。

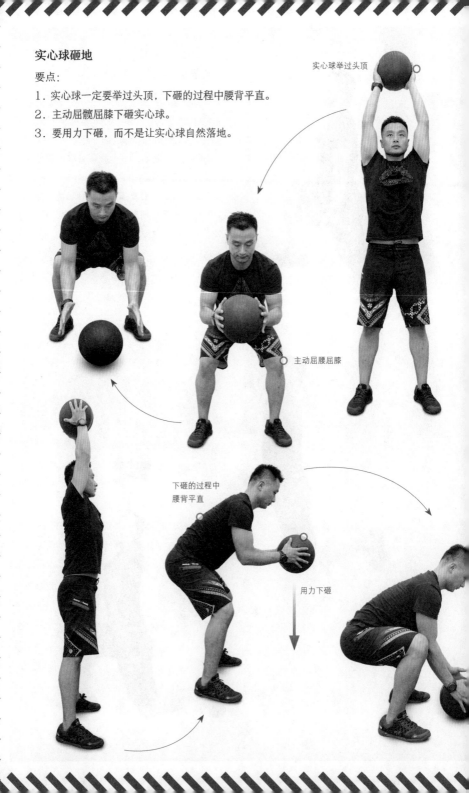

实心球举过头顶

主动屈腰屈膝

下砸的过程中
腰背平直

用力下砸

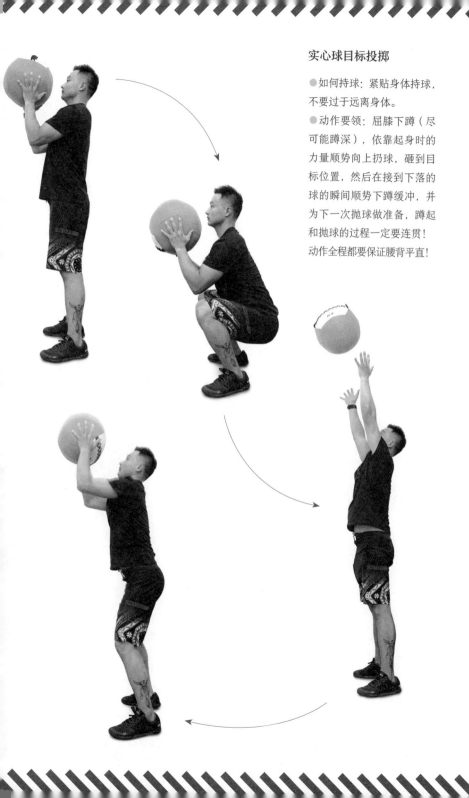

实心球目标投掷

● 如何持球：紧贴身体持球，不要过于远离身体。

● 动作要领：屈膝下蹲（尽可能蹲深），依靠起身时的力量顺势向上扔球，砸到目标位置，然后在接到下落的球的瞬间顺势下蹲缓冲，并为下一次抛球做准备，蹲起和抛球的过程一定要连贯！动作全程都要保证腰背平直！

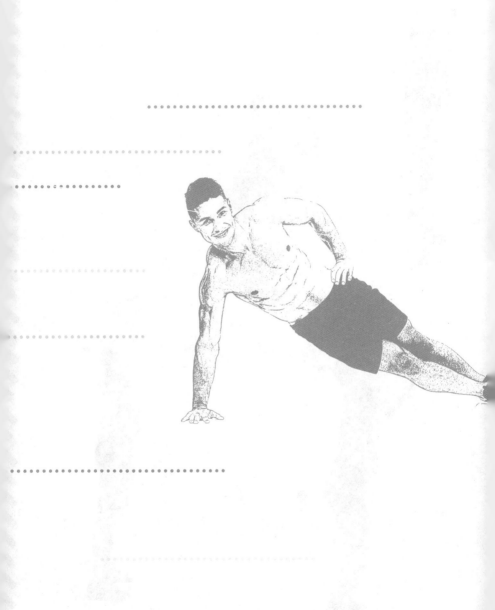

王天华：瘦不是我要的全部，全面强健才是

当我从 100 公斤减到 78 公斤，又想增重到 85 公斤时，很多人以为我疯了。

其实，健康身材的概念从来不是越瘦越好。

结合营养学控制体脂率，

结合运动学让全身肌肉动起来，

借助合理搭配、烹饪的美食让运动更快乐，

当在吃与练之间找到平衡后，

全面强健的身体会让你大吃一惊！

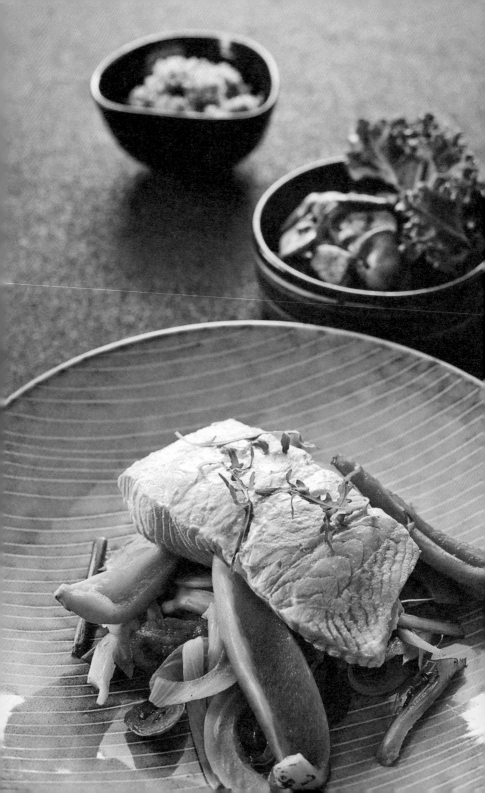

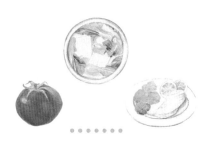

成为更好的自己

高收益的健康银行

健康是人生的头等大事，这是我一向秉持的观点。

中国是一个崇尚节约的国家，以勤俭节约为美。国人非常喜欢储蓄，将辛勤劳动挣来的钱，一点一滴都存进银行。看着账户上数字的增加，人的内心也日益感到满足。有句话很流行，说的就是中国当代人的现状，"前半辈子用健康去换钱，后半辈子用钱买健康"。在我看来，这种做法完全就是本末倒置。在讲述自己的经历之前，我很希望能再次呼吁人们，要好好对待身体，认真为健康做一些投资。我希望年轻人从现在开始，树立起健康意识，建立一个健康银行，用来储存健康。

从经济角度来看，建立一个个人或家庭的健康银行是很合算的。如果你从现在开始就往健康银行里"存钱"，那么未来你在医疗上的花费，将会极大地缩减。这样的道理我想很多人都懂，可大家似乎还是舍不得花这个钱，宁可将钱花费在其他方面——旅游、买房或者干脆存起来，却不想为身体多投资一分。

实际上，健康投资也确实是"很奢侈"的一件事。这意味着你要打破原有的生活习惯，认真锻炼、选择健康的饮食、好好吃饭，还要投入不菲的金钱、大量的时间、很多的精力。只有这样，你的健康银行才能真正建立起来，你才有可能换得健康的身体。说起我个人的健康银行，包括如何"开户"、如何"储蓄"、如何"投资"，这中间也确实走了一条曲折之路。可我也觉得，无论你做什么，一定要投入进去，进行不断地摸索，哪怕这中间经历无数次的失败。

愈挫愈勇的健康之路

回顾起来，我小时候身体是非常差的。那时候每年只要一感冒，就会发展成气管炎、肺炎。大概小学四年级的时候，我和一个发小开始想要强健体魄，便相约每天早晨去锻炼。当时我能做 3 个俯卧撑，并且也能坚持做。有一天我在他家写字台桌面上，看到了一张海报，那是电影《第一滴血》里史泰龙扮演的"兰博"的照片。那个年代北京还没有健身房呢，很少能看到如他这般的体魄强健者。当时一看到这个海报，就觉得特棒，很想练成他这个样子。这张压在玻璃板下的海报，至今还印刻在我的脑海里。这也是后来我从事与健康有关的事业的一个最初的动力。

由于小学时就开始坚持做俯卧撑，我的身体也打下了一点运动基础。上初中后继续锻炼，高中开始打篮球。到了大学，上了健美选修课，学校的健身房也时常出入，平时则会吃一点蛋白粉进行补充。虽说我在学生时代也算是正儿八经练过一阵，但当时无论练什么，在吃上面都没什么讲究。

大学毕业后，工作非常忙，应酬也多起来。毕业后的 3 年里，由于不会吃，吃得也不规律，从食堂到餐厅，从每餐精打细算到依靠本能想

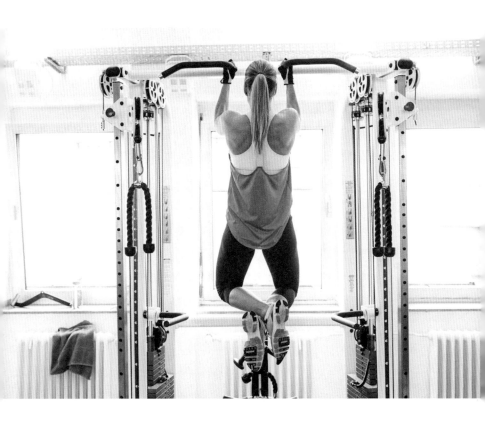

Tips

如果想在提高肌力素质的基础上控制体脂肪的增长，可以在力量训练后进行
有氧运动。其实更好的方法是分别在不同时间段进行有氧运动和力量训练。

吃什么就吃什么，结果人就像吹气球一样鼓了起来，一发不可收拾。那是我最胖的状态——一个 100 公斤、赘肉累累的胖子。有一次我在家系鞋带，肚子上的肉挤作一团，气喘吁吁，非常费劲。当时我就觉得不能这样下去了，一定要减肥。那时候我开始跑步，只是跑步，不停地跑。健身房所在的恒基广场有个超市，我边跑边盘算着，一会儿跑完应该上去吃些什么。跑完后，上楼买瓶橙汁用来解渴，也知道要吃点肉，就买了牛排。但实际上并不知道橙汁里含有大量的糖，对减肥无益。

当年我的快速减肥在公司里减出了名堂。中午去食堂，吃点鱼，吃点菜，然后去附近的日坛公园暴走，每天晚上在健身房里跑 10 公里。就这样坚持了一个多月，人很快就瘦了下来。

快速瘦身的结果是缺乏力量，上学时候还能卧推七八十公斤，瘦身后反而推不动了。于是，我决定进行系统的力量训练、健美训练，并且聘请了教练。教练主要是负责监督，并在做极限重量时给予保护。那时我给自己定的目标是，不能挺着大肚子跨入三十岁。当时会喝一点蛋白粉，该吃饭时就吃饭，有一定的肌肉量，但显示不出来。这样经过了四五年，一直在锻炼，基本没有中断。由于饮食结构没有调整，缺乏相关知识，所以外形上并无太大变化。

在 2012 年前后，大家开始玩微博，一时间各种各样的健身信息涌现出来，我自己也会上网搜罗一些。那时我还在一个健身俱乐部锻炼，聘请了私教，便向他咨询，锻炼时应该吃什么。他向我说起了健美运动员沈建的备赛食谱：每天吃 2 公斤鸡胸肉，搭配番茄。这样的吃法基本就是将碳水化合物全部切断，鸡肉用牛肉代替也可以。我听后，真的就按照这个食谱，早、中、晚都吃鸡胸肉和番茄，吃了 100 顿。训练也一直持续。于是体重一直往下掉，一天掉一斤。每天，我将身体的变化照片发到微博上，很多人就在网上观望着。虽然照片里，个人有了显著的变化，可实际上，身体状态已经不好了。由于低碳低到不能再低了，大脑缺乏糖分，平时说话都得坐着，暴躁易怒，人也脱相，除了腹肌，胸部和肩部的肌肉都没有了。从外形上看，效果很明显，我的照片甚至登上了健美杂志，体重也降到了上大学时的 75 公斤。而我的理想体重其实是 82 或 83 公斤左右。

现身说法

在这个过程里，从最开始的不锻炼、胡吃，到盲目练、盲目吃、盲目减，一次次的折腾和反复，这种失败与我缺乏营养常识有很大的关系。如果继续这样下去就非常危险了，因为内分泌会彻底紊乱，身心严重失衡。

虽然在追求健康身体的道路上我曾经历过这样一段血泪史，但最终，合理的饮食和运动让我的身体状态越来越好。算一算，几乎有大半辈子，我都在为身体健康忙碌着，几乎是拿生命来试验和求证一些理念，可谓生命不息，折腾不已。如今，我知道吃很重要，但绝不能胡吃；我知道，吃与练，二者一定要结合起来；我知道，要想吃好，就要备餐，而这是件极其耗费心思的事；我知道，很多想要获得好身材的人也和我一样，尝试了各种方法，为了好身材，不惜拿健康做赌注……所以，我也希望借一己之力，能够把科学和健康的生活方式带给更多的人，能帮助更多的人建立一个真正有回报的健康银行。

Tips

> 如果之前的饮食习惯不健康，在不锻炼的情况下，可能问题不会太大。如果开始锻炼，饮食还不调整，那身体出问题是必然的。其实大部分内分泌问题出现的原因不在训练过度，也不在训练形式不正确上，而是在饮食恢复不足上。所以，健身者一定要好好吃饭。

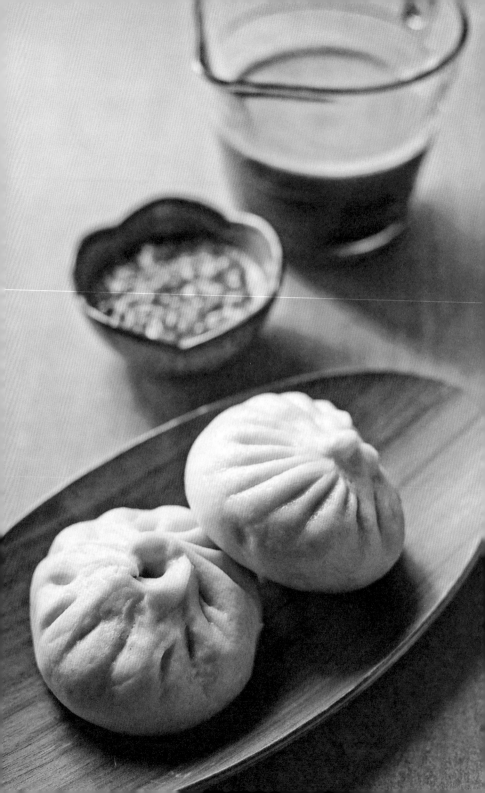

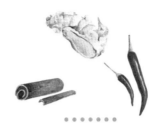

美味和健康皆不可辜负

味觉的渴望

作为一个还算资深的健身爱好者，我曾多次提到畅享美食在生活中的重要性。很多人听到这点不禁会产生疑问，既想拥有好身材，又要畅享美食，怎么可能呢？这是一种不切实际的奢求吧。

传统的观念里，美味和健康不可兼得。低盐、低油、少碳水，以这样的烹饪法则做出来的食物虽然健康，但对于重视味觉的中国人而言实在是不够可口。食之无味的减肥餐，很难让人坚持下去，只能让身体产生本能的厌倦和抵抗，导致再一次的失败。举个例子，水煮鸡胸肉、水煮西蓝花，一般人真的能够一直吃下去吗？一听就没食欲。也许开始你会兴致勃勃地吃几顿，但几天过后，就很难有胃口和心情再坚持下去了。看着别人享受着美食的快乐，自己守着水煮肉菜，心里不禁要问，这又是何苦呢？这种苦行僧的吃法，往往会导致味蕾的饥渴，胃口的爆发。吃了几顿之后，为了犒劳受苦的胃，带着自暴自弃或报复的心态，回到高盐高油的煎炒烹炸中，大快朵颐，结果前功尽弃。一道道的水煮鸡胸肉，一盘盘的水煮西蓝花，只会成为减肥路上一个毫无意义的点缀。

寻找美味与健康的交叉点

记得莎士比亚曾写过，"食欲是一匹无所不在的狼"。人的身体本能需求是不光要吃好，还要好吃。对于注重味觉、有顽固饮食习惯的中国人来说，想要从饮食方面下手，进行减肥，确实是个很大的挑战。可也正是由于这些饮食习惯，在今天物质丰富的环境下，导致了越来越多的人患上了富贵病，如高血压、高血脂、高血糖等。与此同时，由于生活节奏过快，社会压力过大，很多人更是通过吃来缓解压力，以味蕾的满足来舒缓内心的紧张。如果让他们为了减肥天天吃一样的食物，剥夺他们"吃饭的乐趣"，那么最终只会是失败告终。

要想健康减肥，一定要做好长期抗战的准备。这条路要走得稳定，有耐心。如何做到让减肥餐的口感和日常的饭菜并无差别，能让人长期地吃下去呢？这是我苦苦思索的一个问题。既要健康，又要好吃，这样的好事有没有？肯定有！那么美味和健康兼得的点，究竟在哪儿呢？做饭是一个不断研习的过程，厨师的技艺最为关键。也就是说，我们要以科学为基础，用心挖掘和开发厨艺，以最纯粹、最真诚的技艺去突破味道和健康交叉的难点。

回归常识，畅享美食

这样的想法是很好的，但执行起来确实有难度。我与专业人士进行了数次的讨论研究，研发出一些美味又健康的食谱，可以跟大家分享一下。

首先是调味的挑战。盐算是国人饮食中的第一调味品。我们的味蕾

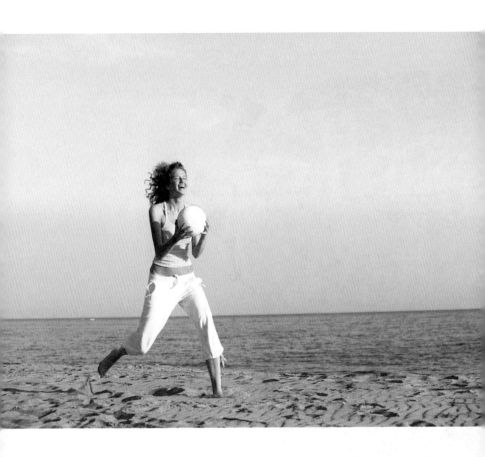

Tips

果汁排毒减肥？不靠谱！：果汁产品无论是从长期减肥还是短期轻体排毒，都不能达到其宣传的作用，甚至作为一款代餐产品（果汁期间不能摄入其他食物），其提供的营养素也存在明显缺失。将果汁产品看作是一种低成本且高效率的改善身体的产品无疑是期望值过高了。如果想生活更健康，从生活习惯和饮食习惯上加以改变，多吃蔬菜水果，控制精制碳水化合物的摄入，适当运动，才是正确的方法。

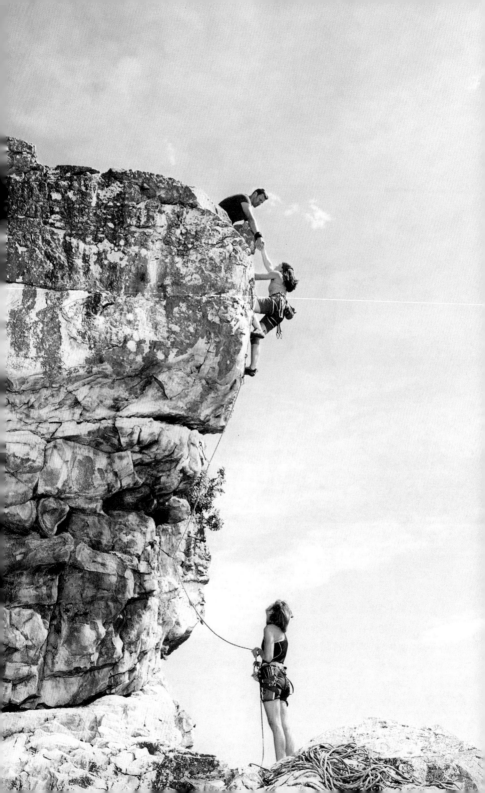

对盐最为敏感。在限定盐的使用量的前提下，如何更好地满足我们的味蕾，这点很难。其实从人类丰富的饮食文化上讲，调味的方式和方法多种多样。香料的使用，可以减少人们在味觉上对盐的需求。有一次，我的朋友在悉尼的市集上发现了"牙买加香料"。这是一种在牙买加广受欢迎的健康调味品，其中包含桂皮、西印度群岛多香果果干、姜、辣椒、蒜、洋葱、海盐、马佐林等，这种香料拥有浓郁的异国风味，口感丰富。做烤鸡的时候，在少盐和控油的前提下，如果放入牙买加香料，就可以完美呈现一道非常健康的"牙买加热辣鸡"。这道烤鸡，虽然没有过多的油脂及盐，但由于调料的改变，依然能保持它的美味。在做法上，传统的烤鸡是带鸡皮一起进行烤制，而我们则需要去掉鸡皮，将多余的动物性饱和脂肪去掉，只保留优质的蛋白质。

在丰富多样的调料中，还有一种是油醋汁。油醋汁的比例通常是 3 份橄榄油、1 份红酒醋。而我们可以在比例上进行调整，用 1 份橄榄油、3 份红酒醋再加 0.2 份蜂蜜，这样就中和了酸度，在口感上达到要求。

烹饪方法上，也可以进行一些变更。中国传统烹饪中使用煎、烤、炸等方式做菜，我们就以煮、蒸、低温慢煮、低温慢烤等方式替换。现在也有很多人已经意识到蒸煮比煎炸更健康。但是也存在一个问题，大多数人在家里只能通过烧开的水进行煮制，而食材在高温的情况下，很多营养素都流失了。为了保证营养，其实我们可以采用低温慢煮的方法。再比如低温慢烤，在用油量很少的情况下烤肉，如何最大程度地保留肉的口感，让肉汁不流失呢？那就要将烤箱调至较低的温度，设置更长的时间进行烘烤，如此一来，既保证了味道，又避免了多余的脂肪。

此外，将煮和烤结合起来，也是一种中和。例如，传统的鱼排，会用鱼肉沾满面包糠然后深炸，这种表皮酥脆、鱼肉鲜美的口感令人留恋。为了限制油脂的摄入，我们可以用蒸的方式制作鱼肉，然后用烤制的方式将面包糠做脆，最后将两者合二为一。这种方式既保留了酥脆和软嫩的口感，又最大程度上限制了多余的热量。

说到碳水化合物，中国人在减肥期间普遍会被要求不吃主食，其实更准确的说法应该是限制精制米面的摄入。但我们是农业大国，大伙儿早就习惯了米、面的摄入。如何才能既满足吃米饭的需求，又能限定精制米面的摄入，这也是个难题。西餐中有一款非常健康的西蓝花米的做法，就是把西蓝花用搅拌器打成米粒状，再加入鸡蛋、芥末、意大利黑醋、洋葱等来调味。这样，西蓝花米就代替了精制米面。再比如寿司，这是很受欢迎的食物，但如何在限制米面的情况下，做一款好吃又健康的寿司，也是要花费心思去研究的。昆布素菜卷就是在这样的尝试下完成的：它以各种蔬菜替代米饭，保留传统酱汁，并且加入了柚子汁调味。

其实上述这些健康料理的做法并不难，就看你肯不肯花时间去研究、去实践。我经常说，要背靠科学，认真做事。即使是一道小菜的开发，也离不开科学的知识和诚意的态度。我希望人们既能吃得高兴，又能吃得健康。

Tips

蓝莓是水果中富含糖和花青素的代表，适合于运动后摄入，搭配牛奶或蛋白粉，可以在补充糖原和蛋白质的同时，对运动后产生的自由基起到一定的清除效果。

甜椒这类富含维生素C的蔬菜，不应该过度烹调，轻度的焯炒即可搭配肉类蛋白质一同食用。甜椒的辣度很低，可作为主要的蔬菜而非调味料食用。

美味和健康皆不可辜负

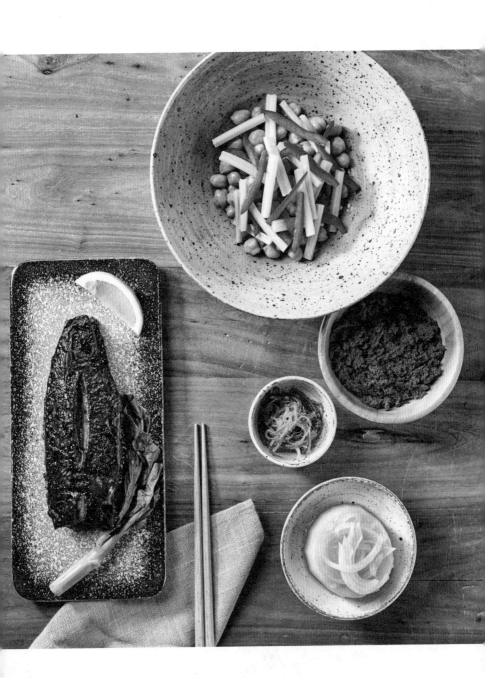

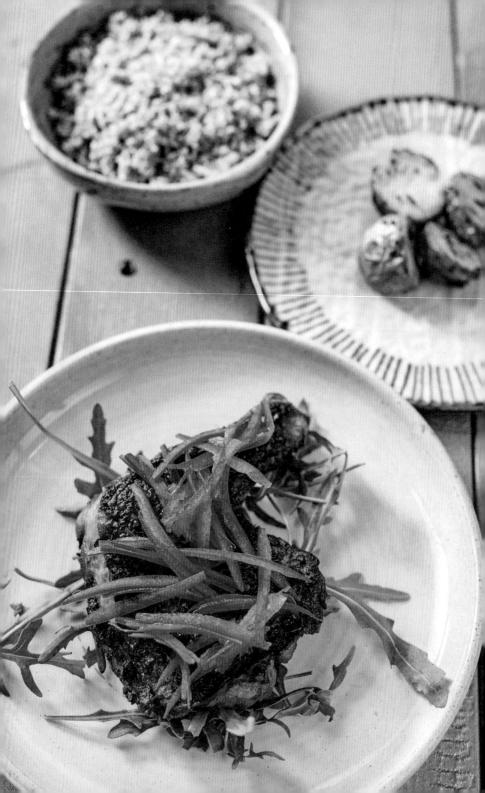

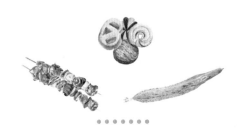

饮食的门槛其实很高

想想吃饭这件事

"学会选择营养成分全面的食物和饮品，是膳食健康的先决条件，不会选择食物，当然无从谈起健康膳食。同时，在转变食物选择习惯方面要充分考虑文化和个人喜好，避免不切实际地盲目模仿或者跟风，这样才能让好的习惯成自然。"这是美国农业部 2016 年发布的膳食指南中的一段话。从中可以看出，食物的选择是一件需要认真思考的事，一切并没那么简单。

也许人们会想，不就是吃饭么？一口锅，一把米，怎么都能做熟。不知你是否听过这样的说法：一个人对任何事的考虑几乎都比不上他对吃饭的考虑那么认真。那么，你真的考虑过吃饭这件事么？你的一日三餐达到营养要求了么？你每日摄入的卡路里是否超越了身体的需求量？如果有体重管理的需求，可曾想过应该怎么吃呢？如此问下去，围绕饮食这件事，将会有很多的问题出现，而这些问题，我们真的认真思考过么？

饮食的门槛

饮食与人们的健康水平、形体状态、生活质量甚至幸福感都有着至关重要的关联。每个追求健康生活的人，应该遵循一个饮食原则："食物多样、营养均衡、热量合理。"对我而言这是一顿健康的餐食所应具备的三点。那种随便吃点的态度在我看来，是对健康的忽略。如果一顿饭敷衍，那就意味着身体也被敷衍对待。但是，对于挣扎于压力之下的当代都市人，要想在餐食的选择上达到以上三点要求，真的很难。这也给饮食设置了一个高门槛。

首先，你要有一定的营养学知识。你需要根据个人的基础代谢、消耗以及减脂目标，确定适当的摄入量。如果一天的热量来源大多来自于易消化、吸收快的精制碳水化合物，这不仅很容易热量超标，而且很难让人产生饱腹感。如果这些热量全部来源于蔬菜，可能你根本吃不完。其实，人体所需的热量应该来自于适量的优质碳水化合物。很多人为了减肥不吃主食，虽然不吃主食确实限制了直接供能的碳水化合物从而强迫身体消耗脂肪，但碳水化合物和人的荷尔蒙水平息息相关，不可以完全杜绝。除了碳水化合物，人体还要摄入充足的优质蛋白，在这方面，绝大多数人的摄入量可能相差很远。至于脂肪，不要说到减脂，就谈脂肪而色变，即使是女性，在减脂期间，每天也要保证至少50克的脂肪摄入，否则荷尔蒙水平会受到很大影响。最后，我们还需要控制盐的摄入，并且尽量远离添加糖。

接下来，即使有了健康饮食的意识，将各种健康菜单、减脂干货都放进了收藏夹，然而仍有许多人由于不会做、时间不够，或者觉得特别累，或者一看到"迷迭香5克"这样的字眼就打退堂鼓等各种各样的原因而止步不前，结果所有的计划只能在心里兴奋地点个赞，然后便悄无声息了。这一切，就如之前提到的那部电影《第一滴血》里所言："我能只

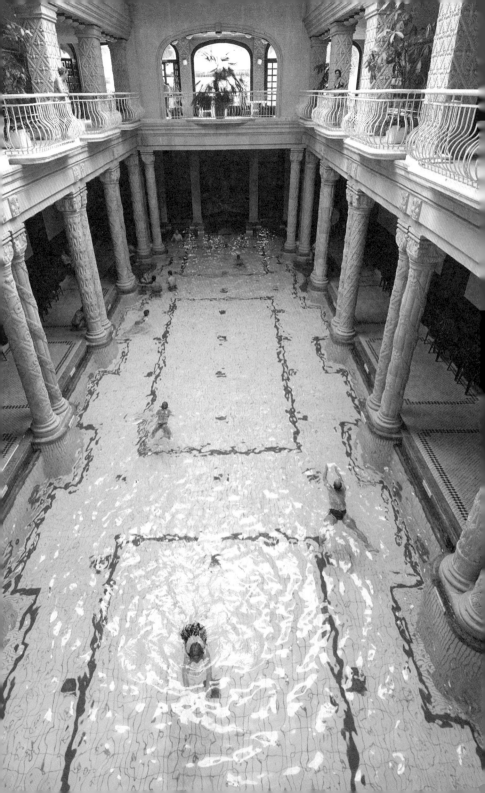

用一把军刀在丛林里生存几个月，却不会用平底锅做自己想吃的美食。"就这样，时间和厨艺的缺乏，让怀着一颗健康心的现代人，继续在不健康的饮食道路上摸爬滚打。

一件事如果想做好，一定要本着不怕麻烦的精神，拿出"吾将上下而求索"的劲头，不能一切看心情，随便就来。如今社交媒体发达，信息爆炸，我们每天都能看到五花八门的养生帖，这些文章的阅读量大都非常可观。但是这些信息的真伪很多并没有得到确证。就拿减肥来说，有多少人是以最具破坏性的方式来对付多余脂肪的呢？辟谷、吃药、喝减肥茶、果汁排毒、咖啡灌肠、寄生虫减肥……总有不计后果的"勇士"，敢于尝试任何极端的方法。

饮食的几大误区

只吃某种食物的减肥方法靠谱吗：只吃某种食物来减肥是一个很大的误导。要知道，单一食物永远不可能含有人体所需的所有营养素，如果只吃水果（苹果减肥法、黄瓜减肥法等），那么摄取的营养素就只有可怜的某些维生素（注意，只是某些）、糖类和膳食纤维。最基础的三大供能营养素——碳水化合物、蛋白质和脂类是远远不够的，甚至一些必须的矿物质都不够。

过午不食或者过早不食靠不靠谱：过午不食或者过早不食，就是一天只吃 1 ~ 2 餐，其本质是低热量饮食法。即使你每天的饮食量很大，这种饮食习惯也是极不健康的。那么，低热量饮食的标准是什么？低到什么程度算低？严格来说只要摄入的热量低于基础代谢值就是低热量饮食。比如一个人的基础代谢值是 1400 千卡，那每天只吃 1200 千卡就是不妥的。对于不知道自己基础代谢值的女生来说，只要你的身高在 160 ~ 170 厘米之间，那减肥期间的热量摄入最好不要低于 1200 千卡，以 1300 ～ 1500 千卡为佳。

"高蛋白饮食法"靠不靠谱：这类饮食法有很多常见的名字，比如阿特金斯饮食法、杜坎饮食法、哥本哈根饮食法等。这些减肥法的本质都是高蛋白饮食，原理是通过提高蛋白质摄入量，限制脂肪摄入量，大幅度降低碳水摄入量来达到减肥目的，也就是"高蛋白低碳饮食"。

为什么这样吃能减肥呢？有两个原因：一是蛋白质在体内是很难转化成脂肪的。在能量不足的情况下，某些氨基酸可以通过糖异生转化成糖或脂肪，只是量非常非常少。如果摄入过多的蛋白质，多余的蛋白质就只能通过肾脏来代谢掉，这就加大了肾脏的负担。二是碳水化合物是最容易转化成脂肪的物质，限制碳水化合物的摄入量是减肥的一个关键点，但为了维持机体的正常运转，碳水化合物的摄入量应该占到你日常摄入量的 60% 左右。

上述这些看似打破常识的知识，其实是应该成为常识本身的。"让食物成为你的药品，药品应该是你的食物。"古希腊医师希波克拉底两千多年前的这句箴言，今天读来依然有警醒作用。饮食应是一件要慎重对待的事，它的门槛之下是严谨的科学知识。而我也建议大家不要盲信一些跟营养或医学无关的账号分享出来的养生和减肥文章，里面所发的内容科学性和可信度并不高。

Tips

燕麦片陷阱：燕麦片还是要买原味的、没有"奇怪"宣传语的产品，比如好好的燕麦片一提到"醇香"就不对劲了，果然出现在包装某处的小字——"混合型麦片"，以及配料表中的比例，都说明了你每吃 35 克，其中有一半是糖，只有 10 克左右是燕麦。

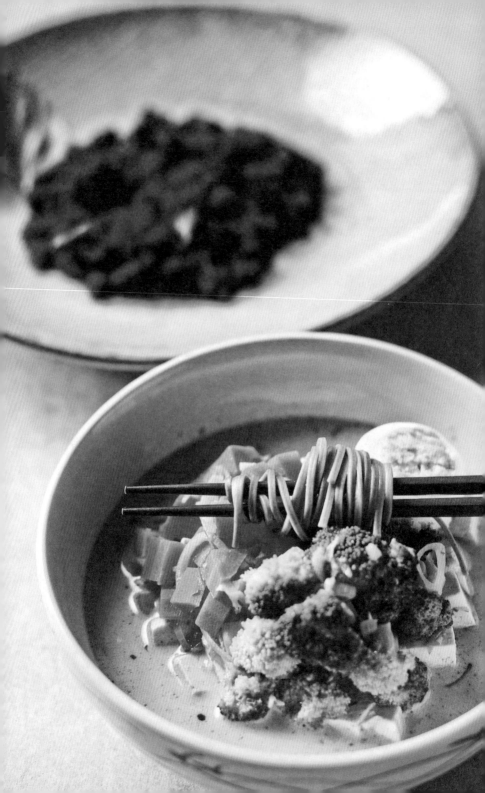

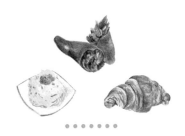

走向全面强健之路

不是为了瘦

无论是训练方式还是饮食法则，我都希望自己能通过这些方法，让身体达到一个全面强健的状态。全面强健意味着付出更多，迈向目标的路途更漫长，这个过程也要经历身体和内心的起起伏伏。所以，掌握科学的饮食和锻炼方法非常重要。

这些年里，以瘦为美成为了大众尤其是女性群体追求的一个目标。很多女性追求的并非健康的身材，而仅仅是瘦，认为体重越轻越好。近一两年，随着健身潮的兴起，很多女生开始追逐人鱼线、马甲线。其实，每个人天生的体脂率并不相同。盲目追求人马线，对健康并无益处。

保持好身材就如掌握一门学问一样，需要大量的知识储备，这些知识看起来甚至会很枯燥，它涉及到资料的查阅、数字的计算、信息的核实等。可是，改变身体状况真的是一项艰巨的工程，要想将这一工程进行到底，科学理性的态度很关键。让我们从饮食和训练两方面，谈谈如何实现身体的全面强健。

饮食——量入为出

首先说一说区域饮食（Zonediet），这个概念由美国生物化学博士巴利·席尔斯（Barry Sears）于 1995 年提出。近几年人们对区域饮食的说法也有所耳闻。区域饮食法则下，人们对碳水化合物、蛋白质、脂肪的摄入进行选择，以期改善身体炎症反应，调控胰岛素，达到抗衰老和预防糖尿病等效果。

Block 是区域饮食的一个核心，通过 Block 可以简单快捷地衡量每一餐需要的分数，一个 Block 包括 9 克碳水化合物，7 克蛋白质，3 克脂肪（需要注意这里的碳水化合物、脂肪、蛋白质说的都是营养素的量，而非食物的量）。说到这里，可能对数字过敏的人会感到有点气馁，如何将这些抽象的数字，应用到日常生活里呢？毕竟，一日三餐，谁也不会将计量器当成餐具，把自己当成物理实验对象那样去喂食吧？这就涉及到食物的选择问题。

世界上的食物丰富多样，不是说去超市选一瓶碳水化合物含量 7 克的饮料就可以作为碳水化合物的来源。吃什么、不吃什么、多吃什么、少吃什么，一定要清楚。只有选择合适的碳水化合物、蛋白质、脂肪组成 Block 才能发挥理想的效果，就好像做一个三角拼图一样，每块拼图做出什么图案，尺寸是多大，都有一定要求。

碳水化合物是人体必要的能量来源，主要存在于各种水果、蔬菜、谷类和薯类中。要知道不是所有的碳水化合物在体内的反应都相同。这里要用到一个衡量标准——血糖指数（GI）和血糖负荷（GL）。简言之，血糖反应高的食物，就表示进入肠道后消化快，吸收完全。血糖指数低的食物，表示进入胃肠道停留时间长，释放缓慢。区域饮食认为，各种

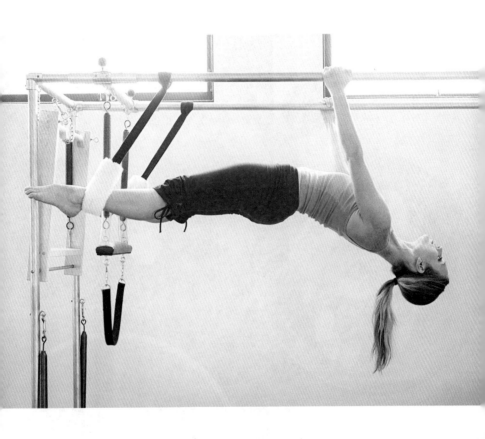

谷类、甜食、加工淀粉类都属于不推荐选择的高血糖反应食物，如面包、大米、土豆泥、馒头等。而大部分蔬菜，部分水果、种子、干果类属于推荐的低血糖反应食物，如西蓝花、卷心菜、草莓、苹果、紫薯等。

蛋白质是构成人身体的基础，也是体内酶活性的主要主导者，更主要的是蛋白质是身体肌肉生长最基础的原料。相比于大多数植物蛋白，动物蛋白质氨基酸种类更全，更容易被人体吸收和利用。区域饮食认为，蛋白质的来源应该是高蛋白低脂肪的动物肉类、蛋类和乳制品，如鸡肉、鱼肉、鸡蛋白、低脂奶酪、蛋白粉、牛排等，这些都是值得推荐的。所以，

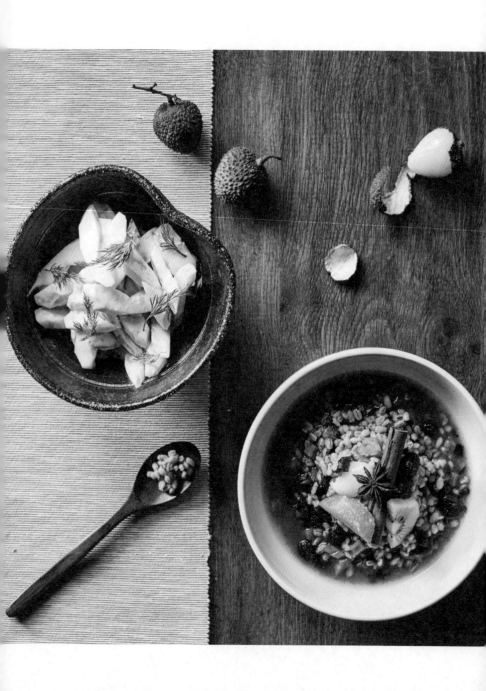

我们能看到健身人群的餐桌上，鸡胸肉、牛排都是经常出现的食物。

脂肪是身体重要的储能物质，脂肪氧化的过程可以产生大量的能量。脂肪酸有三种类型：饱和脂肪酸（saturated fatty acid，SFA）、单不饱和脂肪酸（monoun-saturated fatty acid，MUFA）和多不饱和脂肪酸（polyun-saturated fatty acid，PUFA）。相对而言，饱和脂肪酸对身体并不十分友善，是除高血糖反应碳水化合物以外的另一大导致人过度发胖的因素。而其他类型的脂肪相对健康得多，亚油酸和亚麻酸是人体不能合成的两种脂肪酸。区域饮食认为脂肪的主要来源是健康的不饱和脂肪酸，如坚果、牛油果、油料种子、鱼类、橄榄油、鱼油等。

如此一来，我们对身体应该选择哪些食物，就有了一个大概的了解。当然，要实现全面强健，仅仅在饮食上进行细致的挑选，是远远不够的。从锻炼角度讲，究竟什么才是全面的强健呢？

锻炼——全面提高身体素质

按照精准的划分，身体素质可分为十项，包括心肺耐力、肌耐力、力量、柔韧性、爆发力、速度、协调性、敏捷程度、平衡能力、精准度，只有在这十项上都达到不错的水平，才算真正的强健。要想全面、均衡地发展这十项身体素质，确实很难，但还是要努力，如上文所言，改善身体状况是一项艰巨的工程。

说起上述十项身体素质，很多人会觉得划分得太细了，根本记不住。但我们其实可以把这十项身体素质划分为三大类，总结成"三大身体能力"。当这三大身体能力都得到提高时，你离全面强健又进了一步。

第一类能力就是控制自己身体的能力。如何更好控制自己的身体，更精准地控制自己的身体做出各种动作，这包括了力量、柔韧、协调、敏捷、平衡、精准等身体素质，发展这种能力最好的训练就是体操类练习（这里的体操练习指广义上的体操练习，不只是竞技体操）。

第二类能力就是控制移动外物（重物）的能力，也就是如何更有效地移动、搬运重物的能力。这种身体能力包含了肌耐力、力量、爆发力等身体素质，发展这种能力最好的训练就是举重类练习（广义上的举重练习，不只是奥林匹克举重）。城市里的四体不勤者，最好多多进行这种练习，让软绵绵的身体有点劲儿！

第三类能力就是长途跋涉、持续工作的能力。这种身体能力包含了心肺耐力和肌耐力等身体素质，我们可以选择多种多样的无氧耐力类和心肺耐力类练习来实现这个目的。上班族常常感到疲劳，走几步就气喘吁吁，宁可坐车也不走路，宁可挤电梯也不走楼梯，身体总是处于疲惫状态，长期下来，这种身体能力就退化了。为何不给身体一点释放潜能的空间，让身体走出舒适地带，做一些心肺耐力的练习呢？

通过这些练习，人在每个运动项目上都会有所擅长，身体素质不会出现很明显的短板，发展趋于全面。全面强健的目标看起来很遥远，但掌握科学的饮食和锻炼方法，一点一点向前走，积攒着每一次进步所带来的成就感，慢慢就离目标越来越近了。这一切并没那么容易，可也并没那么难。

Tips

不要试图天天进行高强度训练或者天天大量训练，那样带来的结果必然是过度训练。训练计划要张弛有度，高中低强度训练及训练量交叉进行为佳。

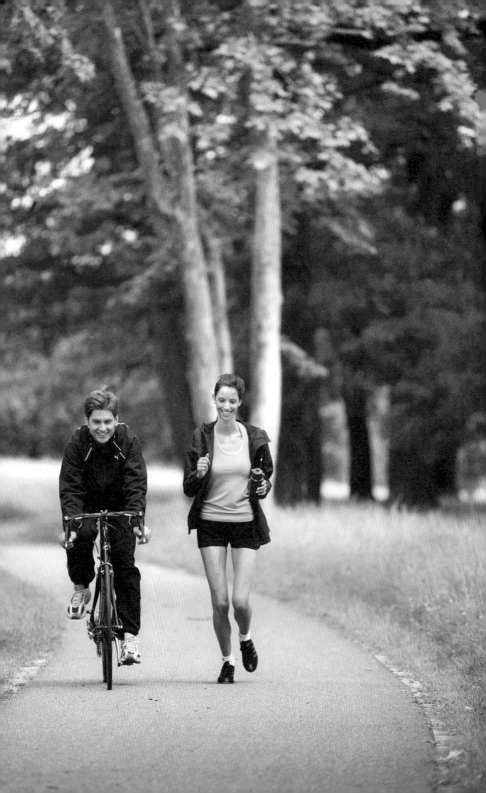

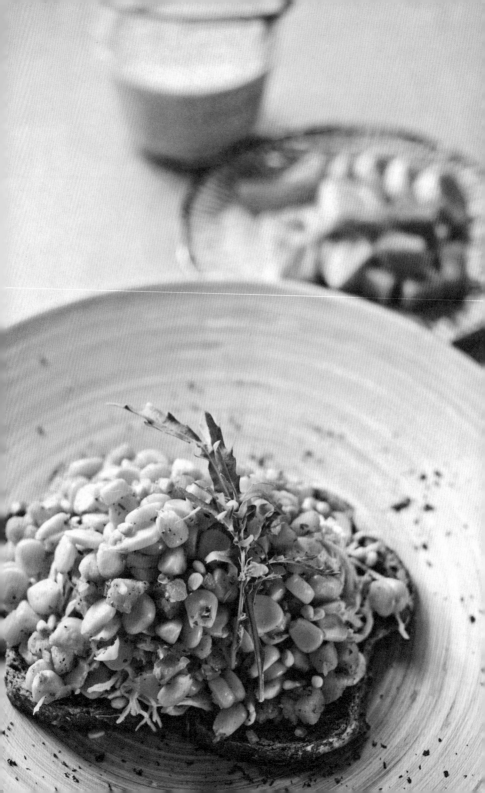

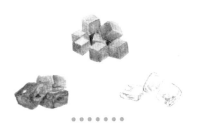

········

无处藏身的糖

糖，并没那么甜

"爱哭的孩子有糖吃"，这句谚语般的俗话，对每个在物质匮乏的年代成长起来的孩子来说都是别有一番滋味的。在作家阎连科的长篇散文《我与父辈》里，有过这样一段记录："在外闯荡的伯父每次从外边回到村里，都要在泡桐树下，掏出一把小糖块，分给从四面八方围上来的孩子们。"这一温情又酸楚的场景，正是一个特殊年代的日常写照。在一个食物匮乏、物资稀缺的时代，味觉的单一令人更加渴望能品尝到一点点甜的滋味，给清贫苦涩的生活带来一丝慰籍。白糖、麦乳精、糖块、奶粉等与糖有关的普通食品，都成为了食物中的高级奢侈品。那时人们对食物的要求，还停留在能不能吃得到的层面上。

但是在今天，情况发生了变化。经济快速发展，人民的物质生活越来越丰富。食物爆炸性地供给，让人们在眼花缭乱中无所适从。从过去的没什么可选到如今的不知选什么，大家的身体和内心都陷入了茫然状态。在这种情况下，如果我们还是完全依靠本能去吃东西，那就会给身体带来极大的压力，产生难以卸去的重负。曾被视为高级食品的糖，现今则变成了健康的大敌之一。

随着2015—2020年美国居民膳食指南的发布，我们发现了一个和以往不同的特点，里面增加了很多关于人们生活方式的建议，同时仍强调限制添加糖和饱和脂肪酸及钠的摄入。强调限制饱和脂肪酸和钠好理解，因为饱和脂肪酸和钠是导致肥胖和心血管疾病的主要膳食因素，而限制添加糖究竟是为什么呢？添加糖究竟存在于哪里呢？被糖侵蚀的日常生活中，又该如何避免添加糖的摄入？

在看到这篇文章的时候，你可能正在办公室，以"葛优瘫"的姿势，喝着摩卡星冰乐，为下午的疲惫解乏，在疲累的舒缓中，身体已不知不觉摄入了将近60克的糖。而此时你也有可能在超市，选购了一款零脂肪乳酸菌饮品，却不知道这将为身体带来70克糖的摄入。或者，你正在喝着一瓶500毫升的含糖可乐，享受着它给味蕾带来的放松，可是此时你的身体已摄入了至少50克的糖。

对于糖，世界卫生组织已经将个人每天添加糖的建议摄入量控制在25克以内。糖几乎无处不在，我们日常生活中，除了上述提到的咖啡、乳酸菌饮料、可乐，还有甜饮料、蛋糕、面包、冰淇淋、甜牛奶、麦片、水果干、番茄酱及大部分加工食品都含有数量可观的添加糖。近50年来，全球糖类摄入总量增加了2倍，糖消耗率比人口的增长率还要快。1970—1996年，美国添加糖人均摄入量增加了23%。

所谓添加糖，主要是指生产加工过程里被添加到食物或饮料中的可溶性碳水化合物。常见的添加糖是蔗糖、蜂蜜、果葡糖浆、枫糖浆等。添加糖除增加热量外不含有任何其他营养成分，也被称为"空热量"。它不像蛋白质，不能用来组成细胞和组织；也不像脂肪，不能维持体温参与生化代谢；也和复杂碳水化合物不同。添加糖为身体供给能量的同时，所带来的副作用比复杂碳水化合物要大得多。换句话说，人体没有蛋白质摄入不行，没有脂肪摄入不行，没有碳水化合物摄入不行，但完全可以一辈子不吃添加糖。

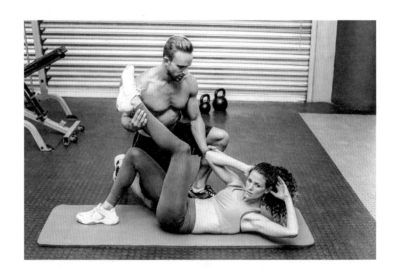

损害健康的添加糖

为何如此抵触添加糖？真的仅仅是为了不长胖？长胖只是一方面而已。添加糖对人体的危害，主要体现在几个方面：

引发龋齿：龋齿产生的主要原因之一是食物中的糖类尤其是蔗糖的残留，被附着在牙齿上的变异链球菌和乳酸杆菌等当作营养物质吸收，并在牙齿表面产酸腐蚀牙齿形成龋齿。在 16 世纪，上层阶级罹患龋齿的概率显著增高，因为当时糖还是奢侈品，只有上层阶级才有资格享用。同样的情况在今天仍然发生在非洲一些国家，城市居民龋齿率显著高于

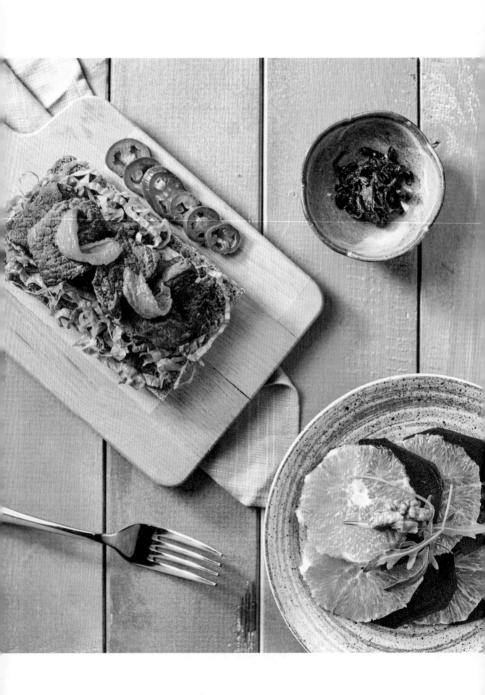

农村居民。

损伤肝脏功能：果葡糖浆的发明肯定是现代食品工业的福音之一，果葡糖浆和蔗糖甜度相当，也是由葡萄糖和果糖组成，但又因为制备更容易，所以价格更低，是应用最广泛的添加糖。果葡糖浆中的果糖在人体内代谢路径和葡萄糖分子不同，不通过限速酶的调控，过多的果糖会造成肝脏脂肪沉积。然而和加工食品中添加的果葡糖浆不同，单纯吃水果获得的果糖并不会轻易达到这种程度。而另一项研究则表明，配合高果糖、高脂肪的饮食习惯，在小鼠实验中出现了肝脏损伤。

胰岛素抵抗及糖尿病：碳水化合物在肠道吸收时，最小分子为单糖。添加糖几乎都是由单糖和双糖构成，所以它在肠道内吸收速率比大分子淀粉要快得多，而更快的吸收率就造成了血糖反应更迅速。大部分情况下，更快的血糖反应并非好事，长此以往会降低调控血糖的胰岛素的敏感度，进而导致糖尿病的发生。

上瘾：从实际生活讲，任何让我们上瘾的事物，都应该警惕。糖会使机体释放多巴胺刺激大脑中心的犒赏系统，带给人们愉悦的感觉。同时，和毒药一样，糖刺激产生多巴胺的浓度比正常食物要高。由于正常的食物无法使人们产生满足感，人们就摄入更多的糖以达到愉悦的目的，甚至依赖到上瘾的程度。

肥胖：甜食、甜饮料所带来的热量不言而喻，其中添加糖贡献了主要的"空卡"热量。以正常轻体力劳动男性所需 2000 千卡热量来看，多喝一杯摩卡星冰乐就会占掉全天热量的四分之一。

与添加糖保持距离

回归个人的生活里，近几年我们常听到"无糖主义"这个词。所谓"无糖主义"并非完全拒绝糖，我也很难做到不吃糖，因为"刻意的绝对"

往往会导致难以控制的失衡。这里的"无糖主义"是说要特别注意添加糖的摄入，它对人体健康的危害上面已提及，公众应在被糖包围的情况下，尽量远离它。那么，面对无处不在的添加糖，该如何在日常生活中避免它呢？以下是我总结的一点建议，仅供参考。

避免选购常见甜食：无论是市售的果汁、蛋糕还是碳酸饮料，避免选购甜食是限制添加糖摄入的第一步。我们可以选用替代品，比如用天然的水果代替混合果汁，用水代替碳水饮料，用黑咖啡代替摩卡星冰乐，用牛奶加红茶代替包装奶茶，用全麦面包代替含糖蛋糕，这些都是限制添加糖摄入的方法，可以试一试。

学会看食品标签：包装食品中，食品标签的配料表顺序是根据含量由多到少排列的。在配料表的前三位中，出现"白砂糖""果葡糖浆""蔗糖"的，尽量不要购买。最好选择原味食品，例如，酸乳饮品会比乳酸菌饮料更健康，而不含添加糖的原味酸乳会比风味发酵乳更健康。

多运动：人体对于甜食有强烈的本能追求。在保持健康饮食及运动的情况下，偶尔一次嗜甜并不会对身体造成显著的影响。但始终要记得，添加糖非人体必需，就让添加糖在体内无处可藏吧。

自从有了这些知识以后，在选购食品上，我就会特别注意。其实所谓健康饮食更多的是在获得知识后，在人生当中无数次选择食物时所做出的小小改变。这些小改变积累起来就是对健康的最大贡献。有时候，我们必须用一点点意志力，去克服美味的诱惑，从而向健康的生活方式，又迈出一小步。

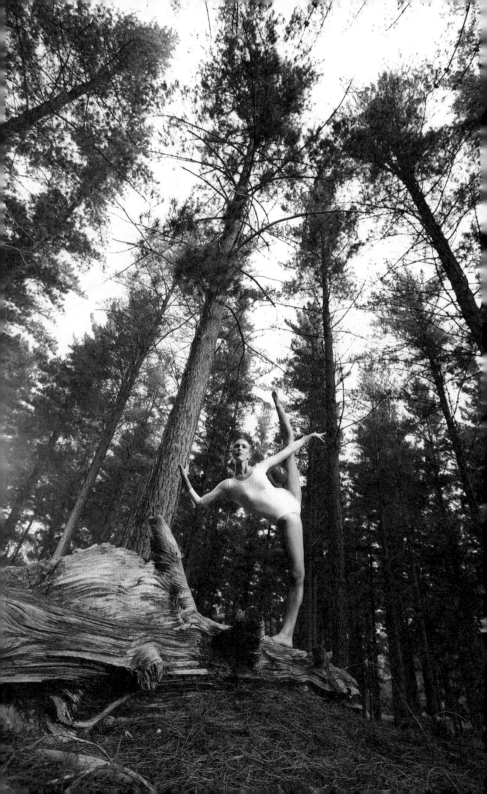

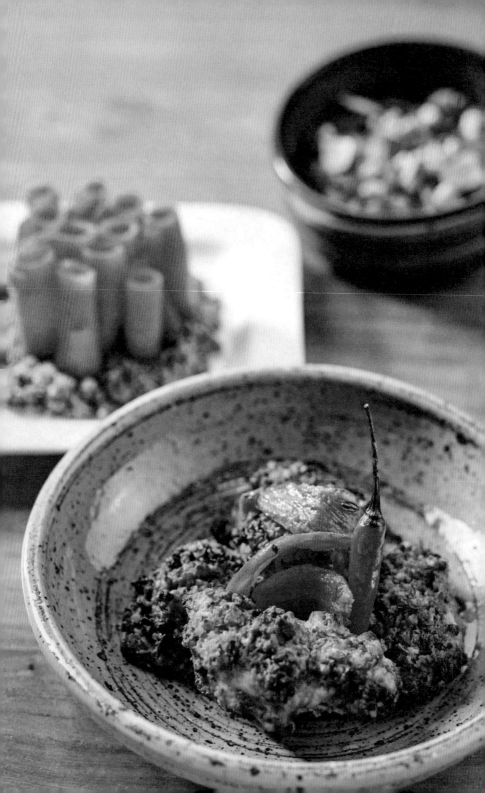

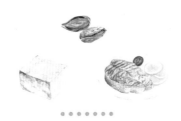

. . . .

吃比练更重要

与身体和解

俗话说，"三分练七分吃"，吃进去远比消耗掉要困难得多。对于一个想减脂的人，如果不关注饮食，仅从运动入手，那么失败的概率也会很高。比起锻炼，饮食对身体的影响更大。我曾经的经历，就是这方面的一个例证。

人不要与身体对抗，而要顺应身体的真正需求，与身体达到和解。什么养分能让身体成长得很好，那就给它提供什么养分，别刻意与它的需求背道而驰。你怎么对待身体，身体就怎么对待你。

在知晓一些营养知识后，我对饮食的要求也发生了变化。这个要求说起来也简单，我希望能够吃得干净，也就是所谓的"cleanfood"。这里的"干净"对应的是"健康有益""避免过度烹饪"，也就是说，吃一个苹果是"干净"的，因为苹果可以提供一定的糖、果胶等。但吃一个"苹果派"反而会引入更多的热量、糖、脂肪等，这就不能叫"干净"。

吃"干净"的食物，可以最大程度上保存食物的营养素，同时不会造成热量摄入过剩的情况。长期下来，人并不会因为饮食而导致肥胖、三高、糖尿病等代谢性疾病的发生，这是"干净"饮食的主要意义。

吃对并不难

随着食品工业的发展及生活水平的提高，人类寻找食物不再仅仅是维持饥饱，而是想吃到口齿留香的美味。结果，现代人就不知不觉陷入了精细化饮食的陷阱里。精细化饮食其实就是指过度加工的食品。这些食品从口感上来说十分可口，但却很容易让人体走向"营养过剩"的状态。无论是精米、精面，还是薯片、蛋糕等各种小零食，都属于过度加工食品。它们的特征相似：热量高、蛋白质含量低，含有导致血糖波动大的精制碳水化合物、高饱和脂肪酸、高盐。

在精细化饮食很普遍的今天，想要拥有好身材、好身体，应该怎么吃呢？其实，只要注意以下几点，我们就能在"七分吃"的路上，逐渐走上"正道"了。

总能量不能超标：减脂饮食第一步是要对摄入的总能量进行一定程度的限制。很多肥胖或超重人士都存在摄入能量过多的问题。减脂期间摄入的能量维持在基础代谢值的 1.2 ~ 1.5 倍为宜，也就是女性在 1200 ~ 1800 千卡比较适合，男性在 1600 ~ 2500 千卡比较合适。当然这个热量不是固定的，根据体力活动强度的大小，摄入能量可以适当增加，但不宜过低。举个例子，假设一位女性基础代谢为 1200 千卡，如果每周保持 3 ~ 5 次锻炼的强度，那么应该摄入基础代谢值 1.3 ~ 1.5 倍左右的能量，即为 1500 ~ 1800 千卡。

选对碳水化合物：三大产能营养素是碳水化合物、蛋白质和脂肪。我们常见的碳水化合物来源是谷类、薯类和部分豆类。碳水化合物在

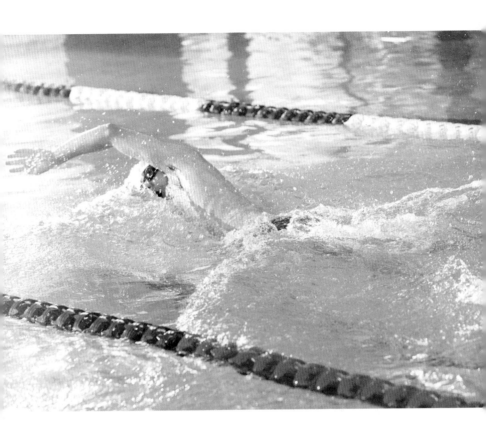

减脂期间能量比为 50% ~ 55% 为宜，以减脂为目的应该适当下调到 40% ~ 55%，同时限制纯能量食物的摄入，如糖的摄入不要超过每日总能量的 10%。

对于谷物和薯类来说，推荐选择食用血糖指数或血糖负荷低的谷物，或者粗加工的谷物和薯类，如燕麦、糙米、玉米、红薯、紫薯等。相对于精米、精面，这类食物除了能提供更多的维生素 B 族和矿物质外，在同等重量下作为主食，还能更好地产生饱腹感，在减脂期间能大大降低偷偷加餐的可能性。

除了这几大类碳水化合物摄入的食物外，还有一些食物容易被大家忽视，如淀粉含量较高的蔬菜和淀粉类坚果，如果一顿吃得很多就应该注意减少主食的量。

减脂期间少吃"肉"是误区：蛋白质在减脂期间的能量比以20%～30%为宜，优质蛋白应至少占到蛋白质摄入量的一半，其中畜禽肉类、鱼虾类、蛋奶类和大豆制品都是优质蛋白的来源。很多人觉得减脂应该少吃肉，这样就会瘦。其实恰恰相反，减脂更应该提高蛋白质的摄入量，需要注意的是碳水化合物和脂肪是否摄入过量。

具体而言，第一，减脂期间应减少饱和脂肪含量相对较高的肥肉的摄入，如五花肉最好不要吃，多食用鸡胸肉这种脂肪含量较低而蛋白质含量高的肉类。第二，如果减脂期间牛奶摄入相对较多，则应选择低脂牛奶。相对于全脂牛奶，低脂牛奶的脂肪含量大大降低，跟脱脂奶相比，脂溶性维生素也大都保存了下来。

脂类和蔬菜都不能少：脂肪在减脂期间能量比为20%～25%为宜，可以将适量植物油、坚果类、牛油果等作为主要的脂肪摄入来源，肥肉和动物油脂需要限制摄入，每日烹调油的摄入量不应该超过25克，同时应避免食用油炸或膨化食品。一个很容易发生的误区就是女性在减脂的时候过多降低脂肪的摄入量，长时间这样可能会导致停经、脱发等一系列问题。一定要记住，就算减脂，脂肪摄入比例也不宜过低。

另外，减脂期仍然需要注意维生素和矿物质的补充。每天蔬菜应该保证500克左右，其中绿叶菜需要摄入200克以上，这样才能满足全日维生素和矿物质的摄入。同时，蔬菜对于提高饱腹感也能起到很大的帮助。

选择合适的烹调方式：在食物的烹调上，我们应该注意避免浓油赤酱，尽量选择水煮、蒸、凉拌等方式。高油高盐的饮食不仅不利于减脂，

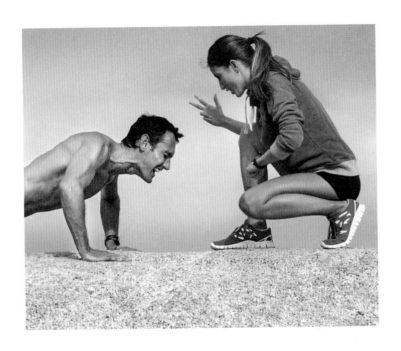

　　还会增加高血压、高血脂发生的可能性。一般建议 6 克盐就满足正常人对钠的需求。另外也要避免在减脂期间摄入过多的动物肉汤，如鸡汤、猪蹄汤等。可以在饭前适量食用素汤，如番茄鸡蛋汤、青菜豆腐汤等。

　　上述几点只要用心去做，并非难以贯彻。你是愿意在吃上稍微花一些心思呢，还是想完全靠运动把自己累得疲惫不堪？我想很多人会选择前者。我并不希望人们以焦虑紧张的心态去减脂，这样往往适得其反。做好饮食管理应该是一件快乐的事。以平和的态度视之，大脑的思路就会清晰，这样一切就能够更有条理地进行。若每个人都能在营养科学上恪守量化、均衡的原则，在食材选择和料理上发挥最大想象力，那么，为身材焦虑的人将会大大减少，那些久治不愈的富贵病、慢性病也不会那么轻易就找上门来。

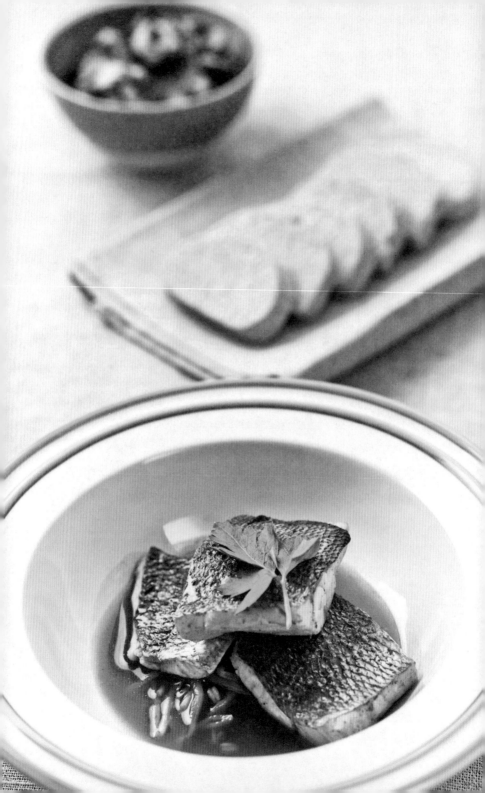

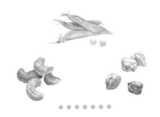

保持身材是一生的事

坚持需要方法

开始健身，我只是单纯为了减肥。后来为了能获得更好的身材并保持健康，慢慢就坚持了下来。我对长期坚持健身和健康饮食的人，怀有敬意。他们能够遵循戒律，日复一日，历经无数的单调和枯燥，只为了接近一个看似很近却又遥远的目标。而事实证明，人完全可以走出舒适区，去做一些不那么舒服的事，实现一个看似不可能的目标。

"疼痛的强度，同自然赋于人类的意志和刚度成正比。"（作家武者小路实笃语）健身并非易事。有些人可能认为一旦体形或者体能练好了，完美的身材体能就可以一直维持下去。实则不然。一旦停练，身体迟早会被"打回原形"。要维持一个好的身体状态，就要长期自律坚持下去。在日常生活里，几乎所有的一切都要给健身让步：要留出时间经常锻炼；不能随便吃喜欢吃的东西；在珍馐佳肴前要适时放下碗筷……这些条条框框，不但要铭记在心，而且要长期甚至终生恪守。可以说，在普通人眼里，想要维持一个健康的好身材，过程并不愉快。

我个人的自制力很一般，选择健康饮食更多的是身体形成的一种习惯。无论出于什么目的，当保持了一段时间的健康饮食后，再坚持下去就不用完全靠自制力了。因为经过一段时间饮食的调整，身体也得到调整，若再去吃那些高油脂、高盐、刺激性的食物时，身体会不舒服，于是自然也就会重新回到"健康"的模式。

对于上班族来说，每天摄入干净健康的饮食来保持体重和体脂是每个人都期望的目标，但实际上由于我国传统烹饪方式的局限，想在餐馆或食堂买到一份称心的健康餐是很困难的。而一些健康主题餐厅的餐品往往份量很少价格又过高，对于大部分工薪阶层来说并非理想选择。那么自己做饭呢？很多年轻的上班族从大学毕业后，远离亲朋，只身来到陌生的城市为生活打拼，与陌生人合租。且不说合租的房子是否有空间可以让人烹调"一人份"的三餐，连烹饪时间都很难有所保障。大城市里，大家在路上就要花去很多时间，饥肠辘辘回家后，几乎无力再准备晚餐和第二天的便当。这种情况下，叫外卖或直接在小饭馆解决是最实际也最舒服的方法。就这样，每个人都循环往复于这种不健康的饮食方式中，却无力做出改变。

提到这些，很多人不禁感到气馁。别急，办法还是有的。

谈谈备餐

备餐，英文简称"Meal Prep"，最早流行于美国健身人士之间，是指模块化地制定好一周五天或六天的三餐或午晚餐，一次性烹饪好所有的食材，按比例分装保存。这种方法是我比较推崇的，非常适合没有时间做饭却很想吃得健康的城市上班族们。

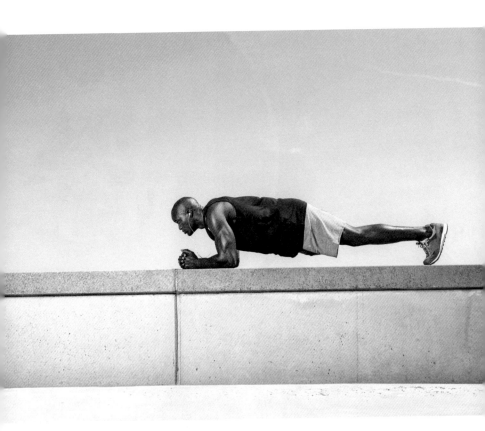

备餐如何执行呢?

首先你需要很多保鲜盒用于封装食物,最好尺寸相同,以一个保鲜盒可以放下一顿餐的大小为宜。

接下来需要计划并采买这一周的食材,包括主食、肉类、蛋类、蔬菜。每一餐都应该尽量满足基础的营养素,即碳水化合物、蛋白质、脂肪等。主食的选择以全谷类主食为主,如糙米或意面,同时可以搭配淀粉豆类,如鹰嘴豆和红芸豆等。避免精米、精面等高升糖的精制碳水化合物来源,

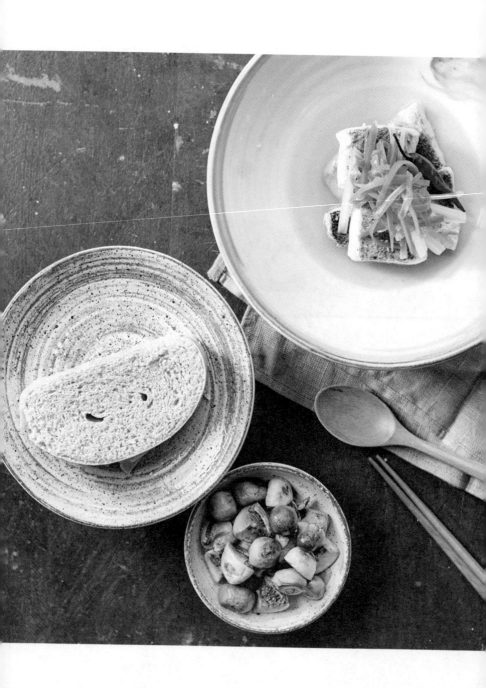

选择粗粮为主食是主要原则。

肉类优先选择高蛋白、低脂肪的鸡胸肉和牛瘦肉；海鲜类里，三文鱼、巴沙鱼、虾类也不错。避免动物饱和脂肪酸及选择优质蛋白质来源是选择蛋白质的主要原则。

选择油脂时，要避免动物饱和脂肪酸的摄入，多摄入植物不饱和油脂。健康油脂可以来自坚果或油料种子，如巴旦木、腰果、核桃；也可来自烹调肉类或主食的食用油，如橄榄油或芥花油。

蔬菜可以选择胡萝卜、荷兰豆、豆角、西蓝花等根茎类蔬菜，这类蔬菜相比于绿叶菜在后期冷冻或冷藏的过程中营养素流失较少，并在重新加热后能保持原有形状和口感，更适合备餐。

将挑选好的一周食材进行加工，可以烹调为半成品也可以烹调为成品，烹饪方式推荐蒸、烤。通过加工后的食材，将每餐都需要的碳水化合物（主食）、蛋白质（肉类）、脂肪（坚果或食用油）、蔬菜按相同的份量装盒。一般一盒的热量在 400 ~ 500 千卡为宜。碳水化合物 50 ~ 60 克，蛋白质 20 ~ 30 克，脂肪 5 ~ 10 克，是比较合适的量。当然，也可根据不同目的自行调整热量和营养素比例。减脂期间，碳水化合物的摄入量可以降低一些，蛋白质的摄入量可以增高一些。将食物分配到每一个保鲜盒后，需要将其冷冻或冷藏保鲜。注意保鲜盒的密封，必要时候可以再在外层包一层保鲜膜。无论是冷冻还是冷藏，食用前一定要充分加热！

备餐的优点非常明显：它可让人随时拥有一顿性价比非常高的健康饮食，既不会吃得多，也不会高油、高盐。对于上班族和有健身习惯的年轻人来说，备餐显然是很理想的选择。

当一切就绪后，这里就出现一个问题：隔夜餐是否健康？

民间一直有个观点是隔夜菜不能吃，会致癌。这里的致癌物说的是亚硝酸盐，但其实这跟"是否隔夜"并无关系。其实亚硝酸盐产生的数量取决于细菌、食材本身和时间。备餐在制作过程中，蔬菜中活性酶在高温条件下失活，同时食材包装密封后冷冻或冷藏也会进一步降低细菌的活力度。备餐不建议超过一周，3 ~ 6 天是最合适的备餐保存期限。

当然，天下没有完美的食物，备餐也有一定的局限。因为加工方式的限制，备餐基本无法采用绿叶菜，这时可能会伴随一定的维生素不足，所以有条件的话，可每天摄入一粒复合维生素。最后也是最重要的一点，备餐秉承的快速制备健康饮食的概念，很多人虽然可以"干净"饮食一周、两周，但是如果因为惰性而无法每周坚持，那么一切又成为了空谈。

一日练，终身练

在规范饮食之后，就要配合系统的锻炼了。健身是一个从"量变"堆积到"质变"的过程，它需要时间，而且是很长时间。你想在一个月、两个月内就达到一个非常好的身体状态，这是不可能的。一两个月你可能才刚刚适应一项运动。打个更形象的比方，人的身体状态就好比一个水池，有两根管道，一根管道在不停灌水，另一根在不停放水，灌水的管道就好比是训练刺激，你如果停练了，不往里面灌水了，水池子迟早

Tips

如果你去药店买维生素药片，你就可以发现某种药片朴实无华，价格只要几块钱；而还有一些包装高大上，各种天然萃取的口号，价格在百元上下。一般药店的导购员都会推荐后者，但实际上这两种所含的维生素 C 并没有本质区别。白瓶的维生素 C 属于药准字号的产品，所以价格由国家调控，不会高于成本太多。而健字号的维生素片，利润可想而知。所以一般的维生素补剂以药准字号的产品为优选，物美价廉。

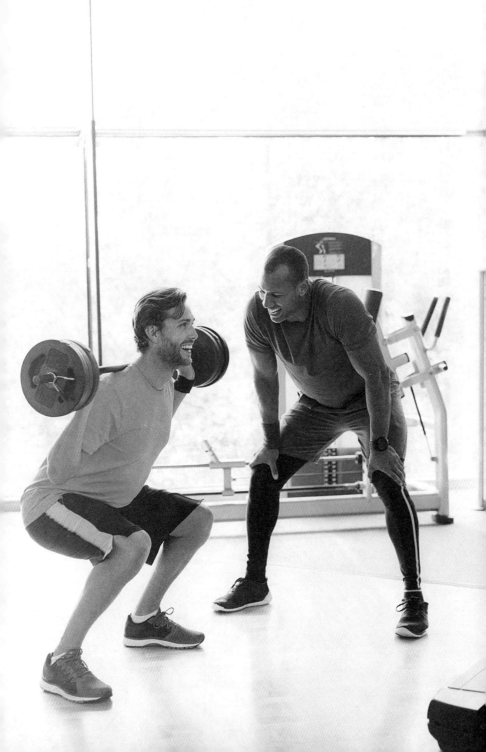

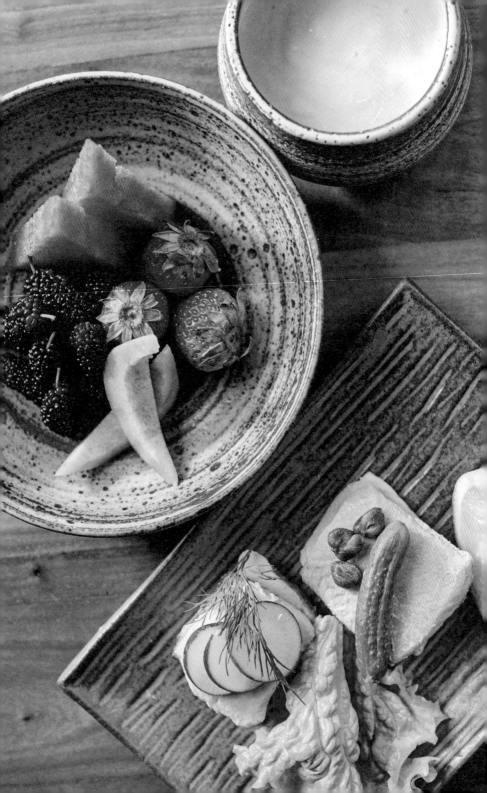

会放空的。所以一定要坚持训练，不停地堆积，直到某一天你照镜子或者在某一个场景里，你发现自己和以前完全不一样了。

那么大概需要多长时间才能达到"质变"呢？起码一年。这一年里，你还要保持一定的训练频率。所以，一旦开始健身，请坚持一生，永远不要想着停练。况且健身是种非常健康的生活方式，为什么要停止呢？在我看来，健身是世界上风险最低、收益最大的投资。当我在身材改变上取得了收获，人也自信了很多。

写下这些建议的同时，也是我对个人健康生活的一个梳理，更是对自己继续前进的一个督促。关于身材及体重管理，真的没有捷径。如果真心想改善身材和身体状况，那么就一定要自律，远离不良的生活习惯，明辨真伪，不要盲信任何没有科学依据的传言。饮食、锻炼、休息，重复再重复，别无他法。我不想熬制什么心灵鸡汤，也不想缔造什么神话，我只相信科学，相信努力必然在身上留下痕迹。想实现目标，其实很简单，做就好了。

快手美味减重餐谱 (三)

周一

早餐：昆布蔬菜卷、意式香醋豆腐、菠菜鹰嘴豆
午餐：相思温泉蛋、藜麦蔬菜沙拉、花生西蓝花
晚餐：勃艮第烩时蔬、豆腐干时蔬寿司

- 总碳水化合物 131 克
- 总脂肪 47 克
- 总蛋白质 90 克

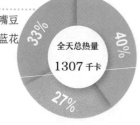

全天总热量
1307 千卡
40%
33%
27%

周二

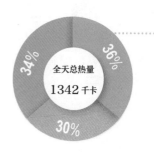

全天总热量
1342 千卡
36%
34%
30%

早餐：鲜莓燕麦、青豆薄荷蛋卷
午餐：奶汁蔬菜空心粉、藏红花烤时蔬
晚餐：什锦谷物饭、罗望子豆腐、青瓜泡菜

- 总碳水化合物 120 克
- 总脂肪 54 克
- 总蛋白质 94 克

周三

早餐：鲜果大麦粥、清爽优格沙拉
午餐：黑芝麻豆腐、鼠尾草烤时蔬
晚餐：芙蓉沙拉、繁星西蓝花

- 总碳水化合物 118 克
- 总脂肪 50 克
- 总蛋白质 100 克

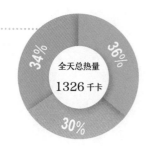

全天总热量
1326 千卡
36%
34%
30%

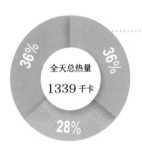

周四

早餐：维C燕麦粥、番茄炖蛋

午餐：花椰菜沙拉、豆腐青豆沙拉、五谷丰登饭

晚餐：韩式蔬菜烩、鹰嘴豆荟萃

- 总碳水化合物 121 克
- 总脂肪 53 克
- 总蛋白质 95 克

周五

早餐：椰香蓝莓盒、素鲁宾三明治

午餐：五宝蔬菜、紫薯豆腐堡

晚餐：泰味蔬菜、红蔬小米饭

- 总碳水化合物 137 克
- 总脂肪 50 克
- 总蛋白质 87 克

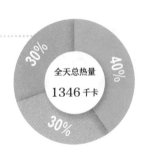

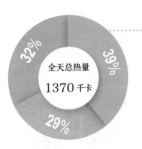

周六

早餐：百香果豆浆、豆腐包子、图斯卡纳烩豆子

午餐：日式照烧时蔬、平菇大麦饭

晚餐：橙香鹰嘴豆、香辣茄子蓉、素什锦鲜蔬

- 总碳水化合物 139 克
- 总脂肪 49 克
- 总蛋白质 94 克

昆布含有一定的碘和钾，减脂期间对身体水肿有很好的缓解作用。在昆布蔬菜卷中，甜椒可提供充足的维生素C，胡萝卜富含胡萝卜素，牛油果则提供优质的脂肪。将胡萝卜、甜椒、黄瓜、牛油果、平菇、紫苏叶等多种色彩缤纷的蔬菜卷成卷，搭配芥末酱油，相信你的眼睛和胃都能得到极大的愉悦和满足。

昆布蔬菜卷

17%
48%
35%
总热量
90 千卡

- 碳水化合物 11 克
- 脂肪 3.5 克
- 蛋白质 4 克

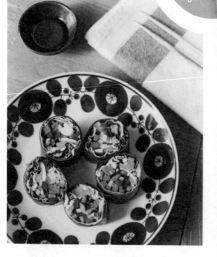

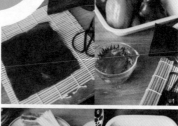

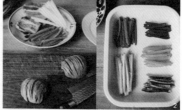

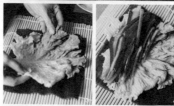

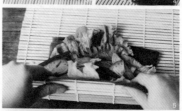

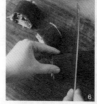

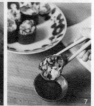

食材：
昆布 100 克（泡发后），胡萝卜 30 克，甜红椒 30 克，甜黄椒 30 克，甜青椒 30 克，黄瓜 30 克，牛油果 20 克，平菇 25g 克，新鲜紫苏叶 2 克，生菜一片。

调料：
柚子酱油 5 克，日本芥末 2 克。

做法：
1. 昆布泡发，剪成方形备用。
2. 胡萝卜、黄瓜、三种甜椒切成长条，牛油果切薄片，平菇焯熟。
3. 昆布上边铺一片生菜。
4. 将食材依次码好。
5. 用竹帘将食材一同卷起，稍微捏紧。
6. 切小段，装盘。
7. 柚子酱油和芥末调成蘸汁，即可享用。

燕麦加坚果混合蛋白粉烤制而成的代餐棒具有非常强的饱腹感，可以提供一顿正餐所需要的缓释碳水化合物、蛋白质和优质脂肪。添加蓝莓既改善了口感又提供了充足的花青素。如果来不及每天准备一顿餐食，可以在家里备一些燕麦蛋白棒用于代餐，两块代餐棒搭配一粒复合维生素就基本可以满足一餐的主要营养素

- 碳水化合物 56 克
- 脂肪 15 克
- 蛋白质 19 克

总热量
435 千卡

21%
17%
62%

蓝莓燕麦蛋白棒

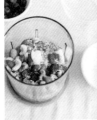
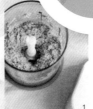
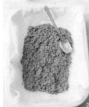
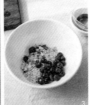
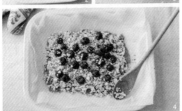
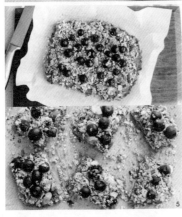

食材：

顶层：燕麦 100 克，混合坚果（核桃、腰果、杏仁）60 克，香蕉去皮 200 克。

底层：燕麦 50 克，混合坚果 30 克，蓝莓 60 克，牛奶 20 克。

调料：

顶层：蜂蜜 5 克，橄榄油 3 克，盐 1 克，肉桂粉 2 克，蛋白粉 15 克，香草精 2 克。

底层：蜂蜜 1 克，肉桂粉 1 克。

做法：

1. 香蕉、坚果、燕麦加上蜂蜜、橄榄油、盐、肉桂粉、香草精和蛋白粉用料理机打成泥。

2. 在烤盘上铺平，烤箱预热 180℃，入炉烘烤 10 分钟。

3. 等待的同时来准备顶层的食材。将坚果压成小块，不要太碎，混合燕麦、蓝莓、肉桂粉、蜂蜜和牛奶。

4. 倒入烤盘中，继续烘烤约 15 分钟。

5. 取出放凉后切块，每两块为一份，用密封盒可保存 5 天。

纯蔬菜汁虽然富含维生素，但口感偏苦发涩，喝起来就像药水，口感不好。可以试试苹果菠菜西芹混合果蔬汁，由菠菜、芹菜带来的维生素C、维生素B族及胡萝卜素，搭配苹果的果胶及适量的糖分，用富含柠檬酸的柠檬汁提味，改善并丰富口感，喝起来清新爽口，做法快捷方便，赶快来试！

苹果菠菜西芹
混合果蔬汁

2% 7%

总热量
118千卡

91%

- 碳水化合物 25 克
- 脂肪 0.5 克
- 蛋白质 2 克

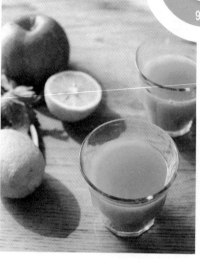

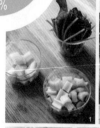
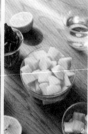
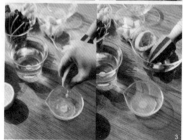
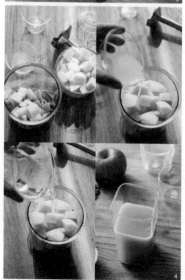

食材：
菠菜 40 克，苹果两个 250 克，芹菜 80 克，黄瓜 40 克，柠檬汁 8 毫升，水 80 毫升。

做法：
1. 菠菜切小段，芹菜、黄瓜切小块。
2. 苹果切小块。
3. 柠檬榨汁取 8 毫升。
4. 将食材放入搅拌机，倒入柠檬汁和水，打成汁即可。

常见的传统披萨通常热量超标，因此可以尝试一种健康的做法：饼底用全麦粉，可提供优质的缓释碳水化合物；自制披萨酱，能更好地控制油和糖的摄入；加入充足的奶酪，可提供优质蛋白质和钙；番茄、彩椒、胡萝卜、西蓝花等蔬菜富含钾和维生素。这次推荐的食谱可以做一份 9 寸的披萨，可以与家人一起分享！一人份 500 千卡也满足了减脂期一顿正餐的热量需求。

- 碳水化合物 75 克
- 脂肪 15 克
- 蛋白质 20 克

18%
14%
68%

总热量
515 千卡

纯素全麦彩虹比萨

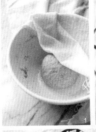
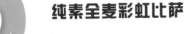

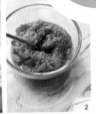

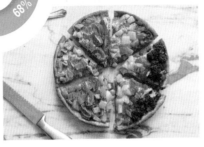

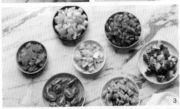
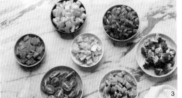

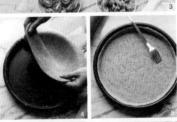

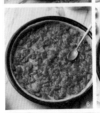
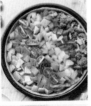

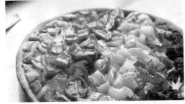

食材（两人份）：

比萨饼底：全麦粉 200 克，酵母 2 克，水 55 克。

自制比萨酱：番茄 170 克，洋葱 25 克，番茄酱 10 克，干牛至 1 克，马苏里拉奶酪 50 克。

顶部装饰食材：小番茄 50 克，三种彩椒每种颜色各 40 克，胡萝卜 40 克，洋葱 30 克，西蓝花 40 克。

调料：

比萨饼底：橄榄油 10 克，盐 2 克。

自制比萨酱：橄榄油 5 克，黑胡椒 0.5 克。

做法：

1. 制作比萨饼底：将食材混合、揉匀，揉至面团光滑，放入发酵盆，盖上湿布，室温发酵 1 小时左右。

2. 在面团发酵期间制作披萨酱：将番茄、洋葱切丁，在锅内放少许橄榄油，将洋葱炒出香味，放入番茄继续翻炒出汁，加入番茄酱、干牛至、黑胡椒调味，收汁至黏稠即可出锅，放凉备用。

3. 顶部装饰的各种食材切块备用。

4. 将发酵好的面团取出，擀成薄饼，铺入模具。

5. 用叉子在面饼上戳一些小孔，松弛 15 分钟；将自制比萨酱均匀涂在面饼上。

6. 撒上奶酪。

7. 将切好的各种食材排列好。

8. 烤箱预热 220℃，在中层烘烤 20 分钟左右即可。

见缝插针健身动作（三）

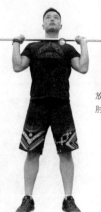

放置在锁骨之上
肘部微上抬

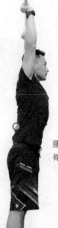

站距大于或
等于肩宽

腰脊平直
脊柱中立

推举

● 杠铃放置位置：放置在锁骨之上，肘部微上
抬，固定住杠铃。

● 身体姿势：腰背平直、脊柱中立。

● 站距：站距大于或等于肩宽，但不要过宽。

● 注意：一定要全握杠铃！不要半握！

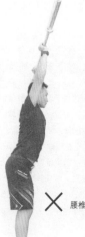

✕ 腰椎超伸的推举

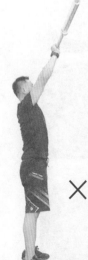

✕ 杠铃推过头顶后在头前

借力推

● 杠铃放置位置：放置在锁骨之上，肘部微上抬，固定住杠铃。

● 站距：站距大于或等于肩宽，但不要过宽。

● 身体姿势：腰背平直、脊柱中立。

● 动作要领：在推举前预先屈膝，然后快速伸膝，借助腿部的力量向上推起杠铃，整个过程要连贯。

● 注意：一定要全握杠铃！不要半握！

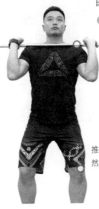

放置在锁骨之上
肘部微上抬

推举前预先屈膝
然后快速伸膝

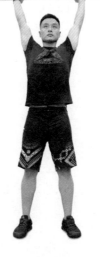

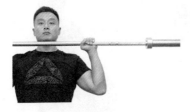

正确握杠（全握）

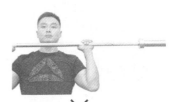

✕ 错误握杠（半握）

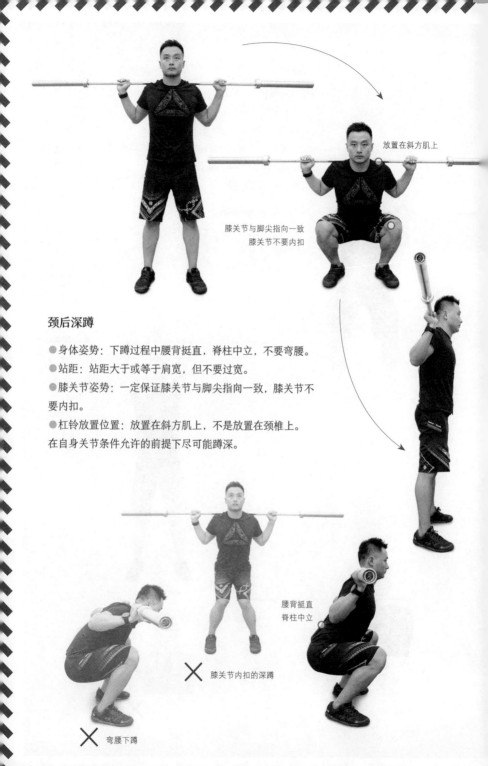

放置在斜方肌上

膝关节与脚尖指向一致
膝关节不要内扣

颈后深蹲

● 身体姿势：下蹲过程中腰背挺直，脊柱中立，不要弯腰。
● 站距：站距大于或等于肩宽，但不要过宽。
● 膝关节姿势：一定保证膝关节与脚尖指向一致，膝关节不要内扣。
● 杠铃放置位置：放置在斜方肌上，不是放置在颈椎上。
在自身关节条件允许的前提下尽可能蹲深。

腰背挺直
脊柱中立

✕ 膝关节内扣的深蹲

✕ 弯腰下蹲

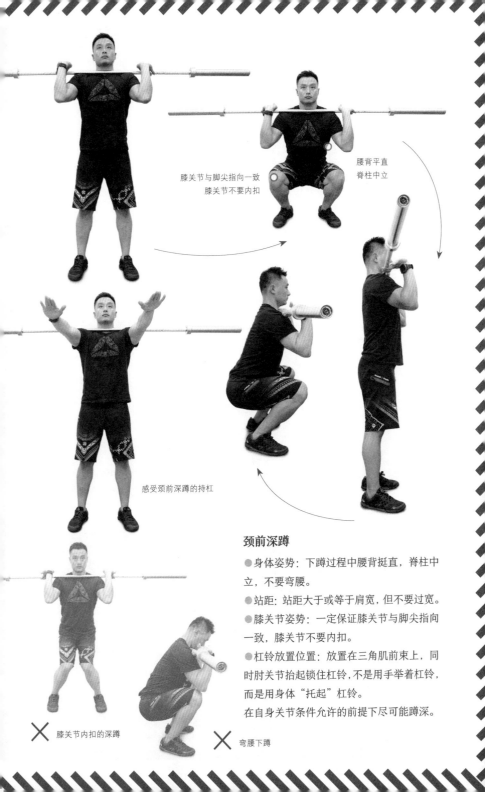

膝关节与脚尖指向一致
膝关节不要内扣

腰背平直
脊柱中立

感受颈前深蹲的持杠

颈前深蹲

● 身体姿势：下蹲过程中腰背挺直，脊柱中立，不要弯腰。

● 站距：站距大于或等于肩宽，但不要过宽。

● 膝关节姿势：一定保证膝关节与脚尖指向一致，膝关节不要内扣。

● 杠铃放置位置：放置在三角肌前束上，同时肘关节抬起锁住杠铃，不是用手举着杠铃，而是用身体"托起"杠铃。

在自身关节条件允许的前提下尽可能蹲深。

✕ 膝关节内扣的深蹲

✕ 弯腰下蹲

图书在版编目（CIP）数据

瘦：吃亦有道 / 蔡必贵，郭亦城，王天华著. --
北京：北京联合出版公司，2017.5
ISBN 978-7-5596-0223-7

Ⅰ.①瘦… Ⅱ.①蔡… ②郭… ③王… Ⅲ.①减肥-
食物疗法 Ⅳ.①R247.1

中国版本图书馆CIP数据核字（2017）第079708号

瘦：吃亦有道

作　　者：蔡必贵　郭亦城　王天华
总 策 划：陈沂欢
策划编辑：乔　琦
责任编辑：李　伟　林　凌
营销编辑：李　苗
图片编辑：贾亦真
装帧设计：马亚梅　王　磊
供　　图：CrossFit Slash　全景视觉　站酷海洛创意　韩苏妮
制　　版：北京美光设计制版有限公司

北京联合出版公司出版
（北京市西城区德外大街83号楼9层　100088）
北京联合天畅发行公司发行
北京华联印刷有限公司印刷
字数：180千字　880毫米×1230毫米　1/32　印张：7
2017年5月第1版　2017年5月第1次印刷
ISBN 978-7-5596-0223-7
定价：49.80元